苦痛都是蛻變，每一次的蛻變都是成長。

在命運給予的任務下，這些鬥士想起了自己生命最初的樣貌，並憶起誕生剎那就明白的生命意義。

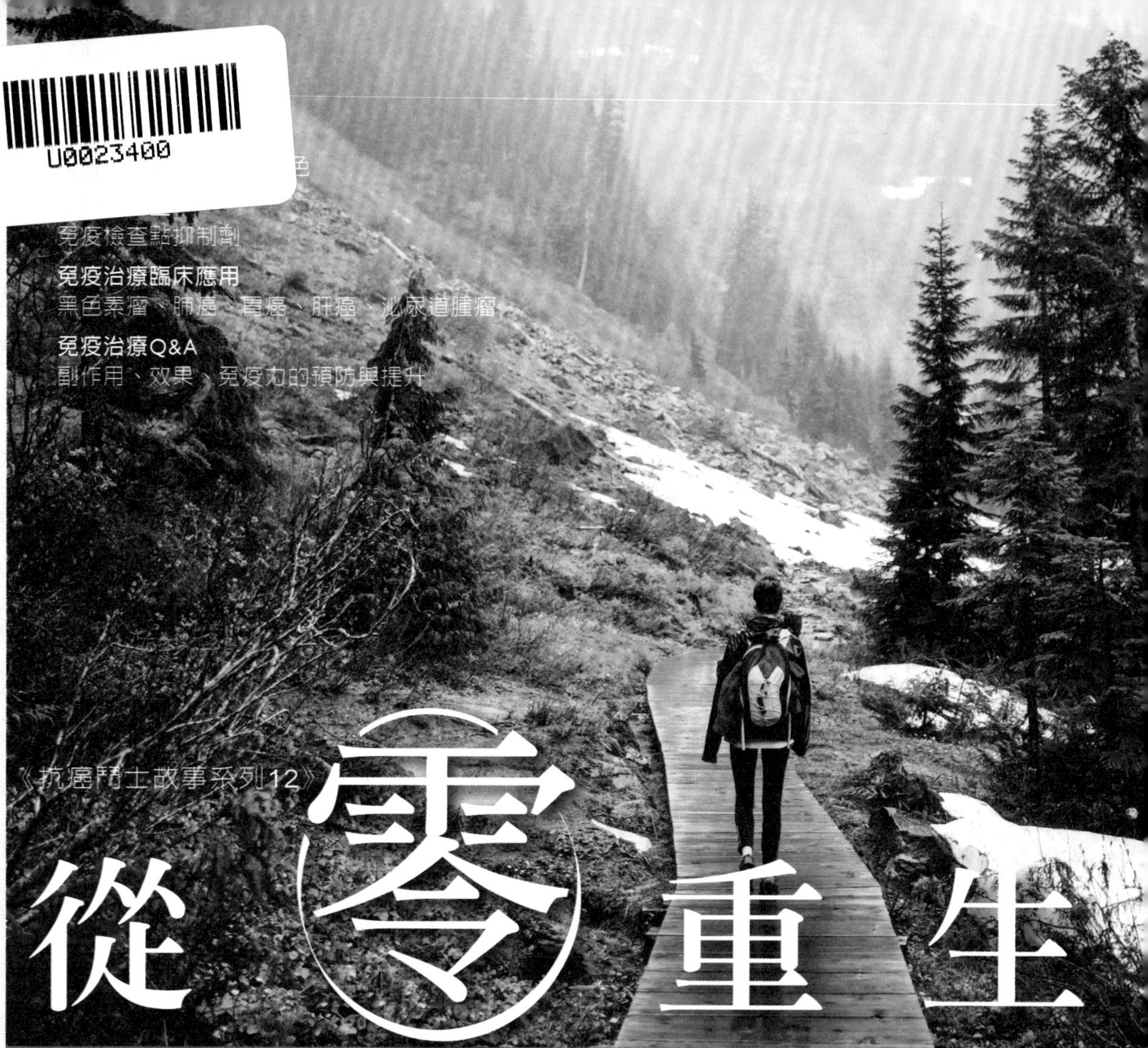

免疫檢查點抑制劑

免疫治療臨床應用

黑色素瘤、肺癌、胃癌、肝癌、泌尿道腫瘤

免疫治療Q&A

副作用、效果、免疫力的預防與提升

《抗癌鬥士故事系列12》

從零重生

抗癌鬥士的蛻變之旅，
免疫療法抗癌新曙光。

財團法人
台灣癌症基金會 編著

暖心推薦

陳時中 衛生福利部部長

閻雲 中華民國癌症醫學會理事長

彭汪嘉康 中央研究院院士、台灣癌症基金會副董事長

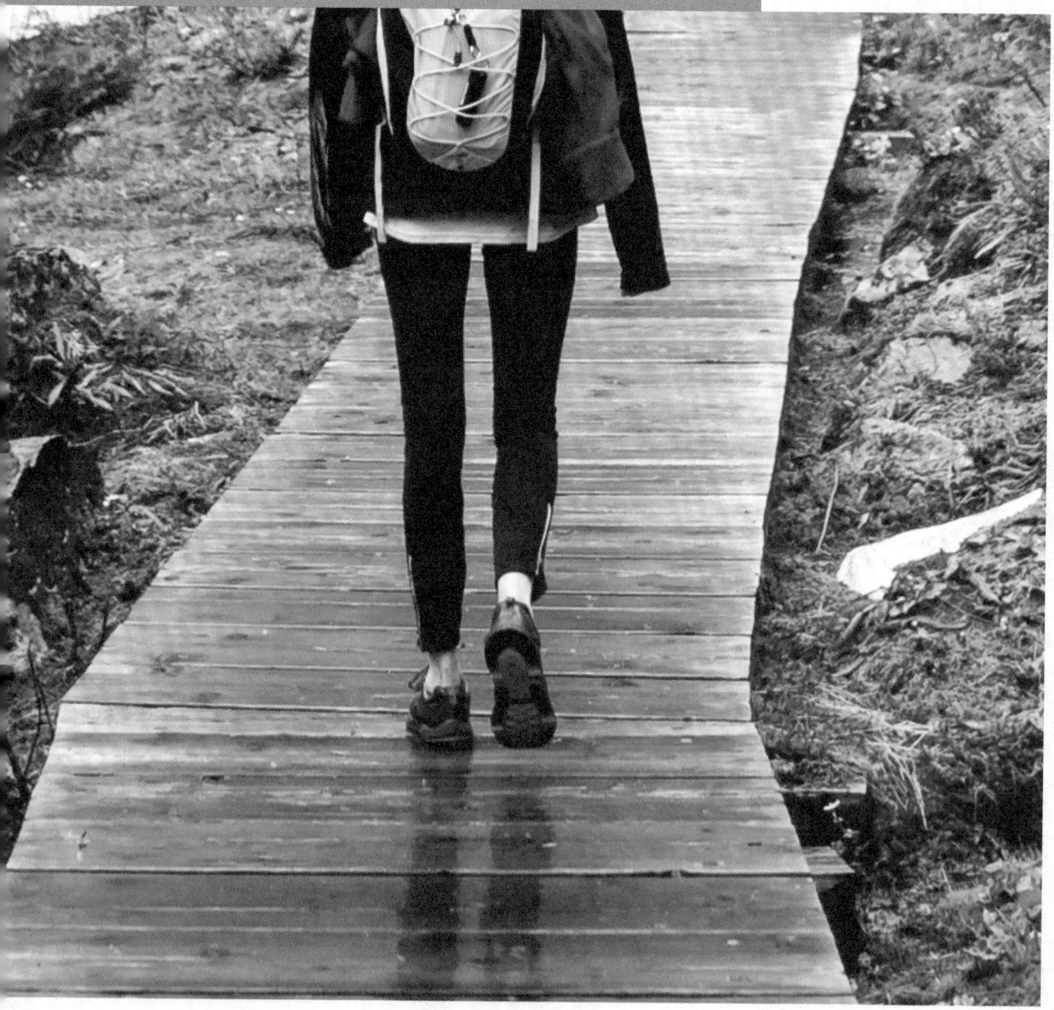

當你遇到突如其來的困境，你會絕望放棄，還是破繭重生，擁抱新生命？
十位抗癌勇士積極正向面對疾病，向你我展現蛻變後的自己。

「抗癌鬥士」獎座意涵

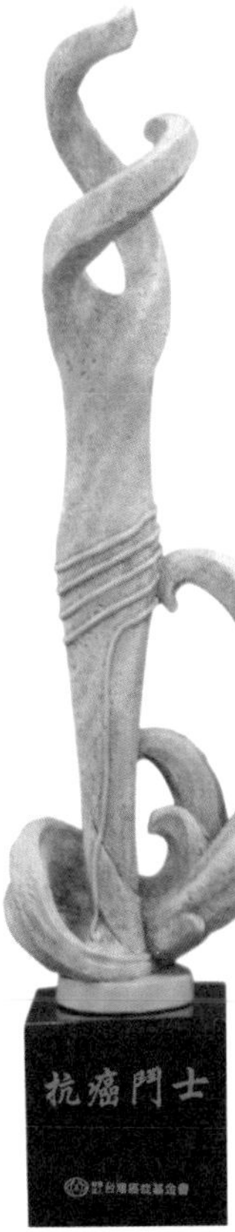

台灣癌症基金會為表達對抗癌鬥士與癌奮戰精神的最高敬意，特請藝術家設計出極富意義且兼具藝術意涵的獎座。

一、主體造型

為聳立於波濤洶湧海浪之中挺拔人像，象徵著癌友堅韌生命力，即使在驚濤駭浪中，仍不畏艱難，昂然挺立，不被擊倒。

軀幹纏繞的繩索，寓意著曾被疾病綑綁的身軀，或許曾被病魔所困，卻能與癌和平共處，進而化為點綴生命的註記。

主體造型頂部為舞動的雙臂，壯碩而有力，猶如與病魔的搏鬥操之在己，奮力掙脫出癌病的捆綁，舞出最美麗與自信的人生，再度成為自己生命的主人。

二、材質意涵

堅若磐石的材質，象徵堅毅與永恆，猶如抗癌鬥士堅忍不拔與永不放棄的精神。米白素色，象徵重新的生命，任由每位抗癌鬥士自由揮灑，做自己生命的彩繪家。

目次

抗癌鬥士獎座意涵 3

總序　財團法人台灣癌症基金會董事長 王金平 6

編前語　財團法人台灣癌症基金會執行長 賴基銘 8

鬥士篇　破繭重生，十位抗癌勇者的感動紀實

⁜乳癌／下咽癌
跳出華麗的人生華爾滋　賴壽香 12

⁜口腔齒齦癌
人生道路上的運動家　葉明祥 18

⁜胃癌
歷劫重生，成為心靈巨人　洪翊玲 24

⁜肝癌
值得喝采的正能量人生　康琬琪 30

⁜血癌（急性骨髓性白血病）
傳送幸福意念的白衣天使　陳佩蓉 36

⁜乳癌
米娜的花漾女力　潘怡伶 44

⁜腦瘤（腦惡性腫瘤）
天使陪伴找回幸福人生　林彥伶 50

⁜直腸癌
無悔人生的圓夢使者　伍釗宏 56

⁜頰黏膜惡性腫瘤
絕處逢生的生命之花　張慶彬 64

⁜鼻咽癌
百分之十的奇蹟勇士　翁崇益 70

專家篇　戰勝癌症，免疫治療時代來臨

〔前言〕01 認識免疫系統——預防疾病，保持身體的健康平衡 78
02 免疫檢查點抑制劑，帶來治療新曙光 80
〔觀念〕03 免疫治療在臨床上的應用
黑色素癌　張文震 86
頭頸癌　蘇裕傑 92
肺癌　李岡遠 100
肝癌　李楊成 106
泌尿道腫瘤（腎細胞癌、膀胱癌）　張文震 109
胃癌　陳明晃 118
何杰金氏症　張家崙 125
〔新知〕04 自體免疫細胞療法，也可戰勝癌症？　賴基銘 130
〔問答〕05 免疫治療的Q&A 138
各界溫暖的祝福 147

總序

與抗癌鬥士共獲新生

每年，我們陪伴無數癌友走過風雨，看到他們面對命運考驗，展現出的堅毅精神，不只是台灣癌症基金會繼續前行的動力，更激發了個人對生命的熱情，認真感受活著的每一天。

金平常常在鬥士故事中讀到的一問，「我活著是為了什麼？」這是歷屆抗癌鬥士們的共同特點——在面對癌症後，對於生命的重新思考！有的鬥士白髮垂垂，準備安度晚年，卻因為癌症失去預期的安詳喜樂；有的鬥士，年輕氣盛為事業日夜打拼，卻因為癌症中斷美好人生計劃。或許他們都曾怨嘆疾病讓自己來不及享受生命，然而這份衝擊，最後都化作養分灌溉鬥士們成長，洗鍊出更多智慧，讓生命更為充實精彩。從這些故事反思，事實上不是疾病奪走了生活，而是我們常常忘記生命存在的價值。相信大家在閱讀完所有鬥士的故事之後，將會更懂得珍惜存在的分秒，將每一天活得沒有遺憾。

生命的最初，我們用嚎亮的哭聲宣告自己來到這個世界，所求不過是母親溫暖的懷抱與溫醇的奶水，而父母對我們所盼，也不過是健壯平安地長大。當時我們學會走第一步路、學會說第一個字，便能得到父母的微笑與掌聲，但漸漸地，我們踏入考九十分也不一定能獲得讚賞的社會，終日為追求一百分而汲汲營營，犧牲掉與家人相處的時光、身體的健康，早已忘記最初的目的，不過是親愛之人的微笑與掌聲。在命運給予的任務下，這些鬥士想起了自己生命最初的樣貌，放下執念，並憶起誕生剎那就明白的生命意義，看著他們與癌症病魔一齊熱烈燃燒，在灰燼中掙扎，最後不畏燃燒後的艱困形貌，奮力抖落黑灰，慢慢長出美麗新羽，如同「從零重生」。

這些重生的抗癌鬥士，從痛苦燃燒到展翅飛翔，都是震撼人心的生命故事，更是我們彌足珍貴的人生導師。金平誠摯推薦《從零重生：抗癌鬥士的蛻變之旅，免疫療法抗癌新曙光》抗癌鬥士故事集，相信這些激勵著我的故事，也可以讓更多人受到感動、獲得勇氣。

財團法人台灣癌症基金會　董事長
王金平

編前語

從零重生　抗癌蛻變之旅

每每看著抗癌鬥士的故事集，總是邊紅著眼眶，邊思緒跳動著思考，是甚麼樣的業力牽引，讓這樣動人的生命故事那麼寫實地展現在人間。

肺腺癌轉移腦部的彥伶，扶養著兩個女兒，其中一個甚至罹患罕病，她因為這場癌症無法正常行走……，別人看了心酸，但這位媽媽勇於抹去灰暗，以陽光、正向的心境面對轉念後的人生，重新找回幸福及對生命的價值。

書裡每一位抗癌鬥士的故事都像彥玲一樣精彩，所以我們將這本書的主題訂為「從零重生」，代表著這群鬥士，因歷經苦難而重新省思生命的意義，重新綻放生命的光彩。身為腫瘤科醫師，看著許多因為疾病衝擊，而不知如何繼續與癌症奮戰的病患與家庭，也常讓我在深夜自問，當我們發揮醫療的專業，自信可以幫助他們延續生命的同時，這些過程有多少非醫療因素，讓他們對於生命的意義產生絕望？也因此，每年基金會選出抗癌鬥士並出版專書，即是希望透過他們的故事，可以影響所有遇到生命挫折的人們，從這群鬥士們身上體現真正的幸福與生命價值，面對已逝的昨天，不需用緬懷的態度，而是給予鼓勵的掌聲，並且認真自信的面對每一個當下。

書中除了分享抗癌鬥士的故事，同時更邀請國內多位腫瘤科權威，解析免疫療法在不同癌症的運用。事實上癌症治療日新月異，從常見的化學治療、放射治療、標靶治療，現在已經來到「免疫治療」的時代，也讓許多癌友燃起新希望，因此為了讓癌友對於免疫療法有更深一層的認識，我們邀請各方專家，以淺顯易懂的方式讓國人瞭解，到底什麼是「免疫療法」？它的作用及功能為何？以及目前適應症可用在黑色素瘤、頭頸癌、肺癌、胃癌、肝癌、腎細胞癌、膀胱癌、何杰金氏症等治療之運用，甚至蒐集癌友常見之問題，加以詳述說明，讓癌症病友能夠更深入了解免疫治療，做好治療準備。未來，台灣癌症基金會也將持續秉持給予癌友全人的關懷與照護之理念，努力提供更完善的服務，幫助癌症病人可以從零重生，抗癌蛻變。

台灣癌症基金會執行長暨
臺北醫學大學萬芳醫院內科教授
賴基銘

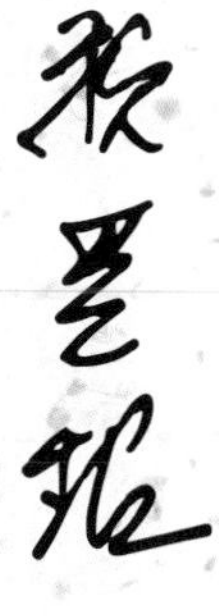

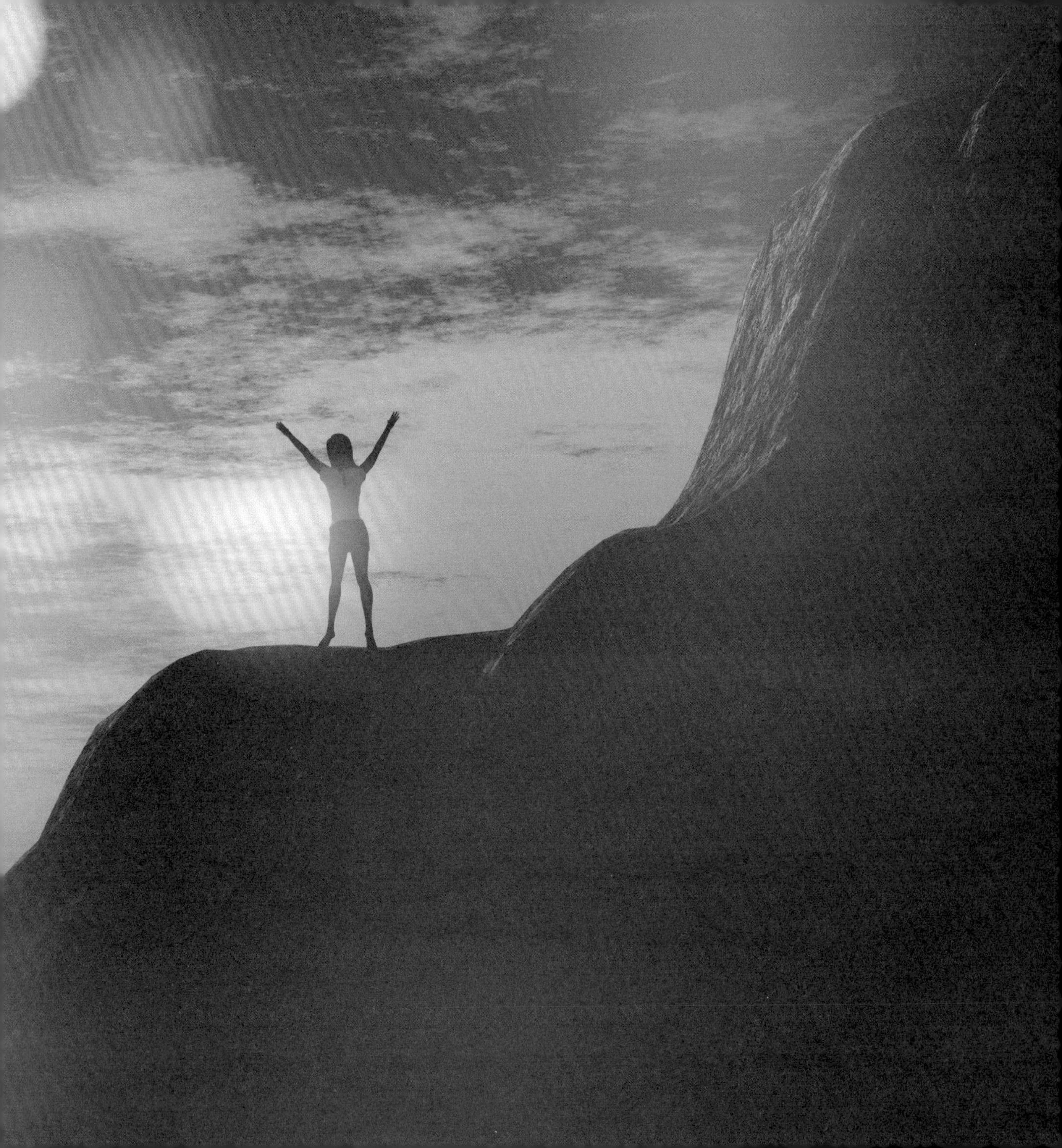

〔鬥士篇〕

破繭重生，
十位抗癌勇者的感動紀實

面對命運給予的考驗，抗癌鬥士們勇敢與癌症抗爭，在淚水中努力掙脫由病魔製造出的繭，在痛苦中蛻變成長，重新體會到生命的真諦。

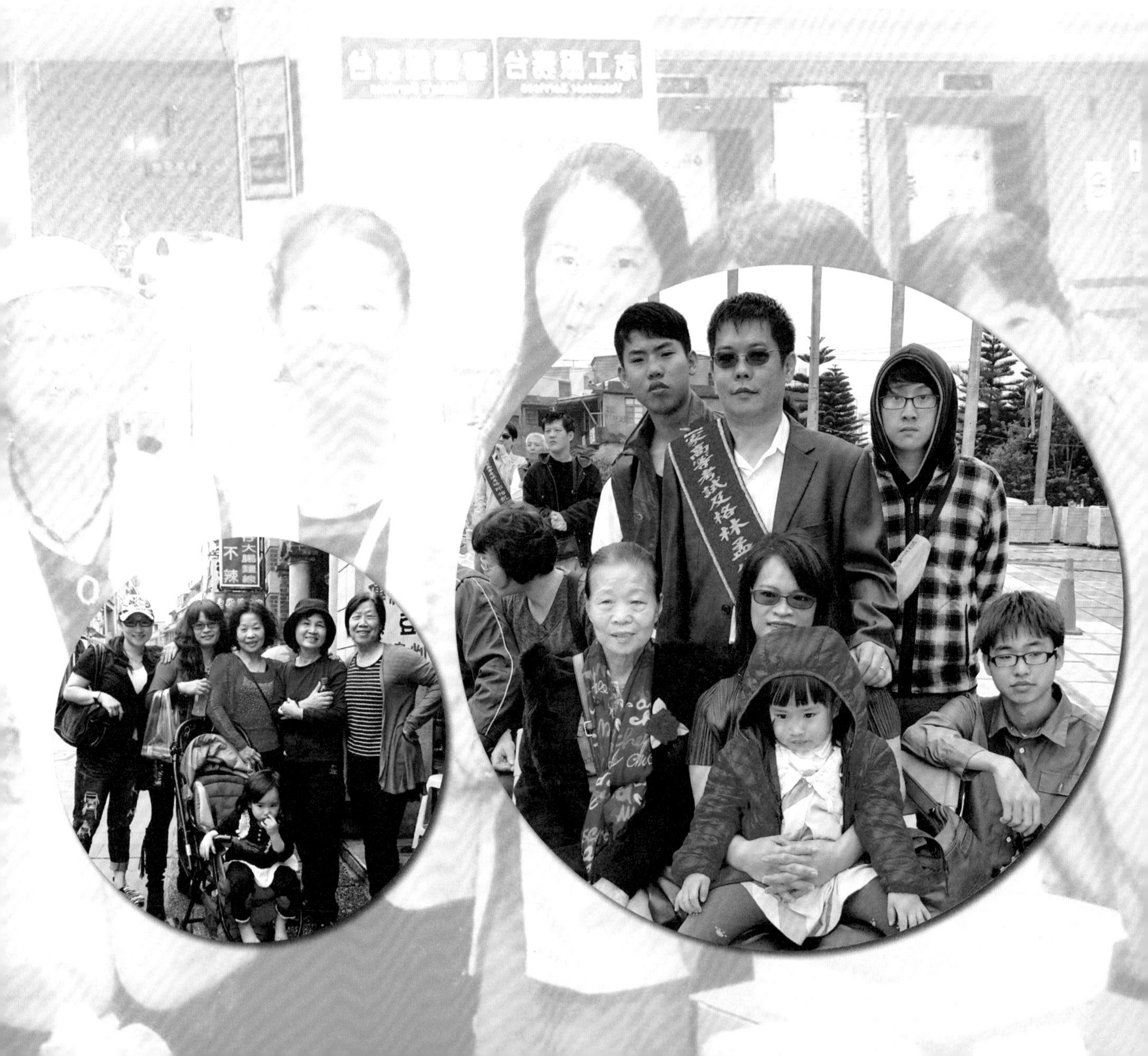
不辣

01

跳出華麗的人生華爾滋——賴壽香

放下不安與擔心的包袱，新的世界就在等著你！

乳癌、下咽癌
診斷時間：103年10月

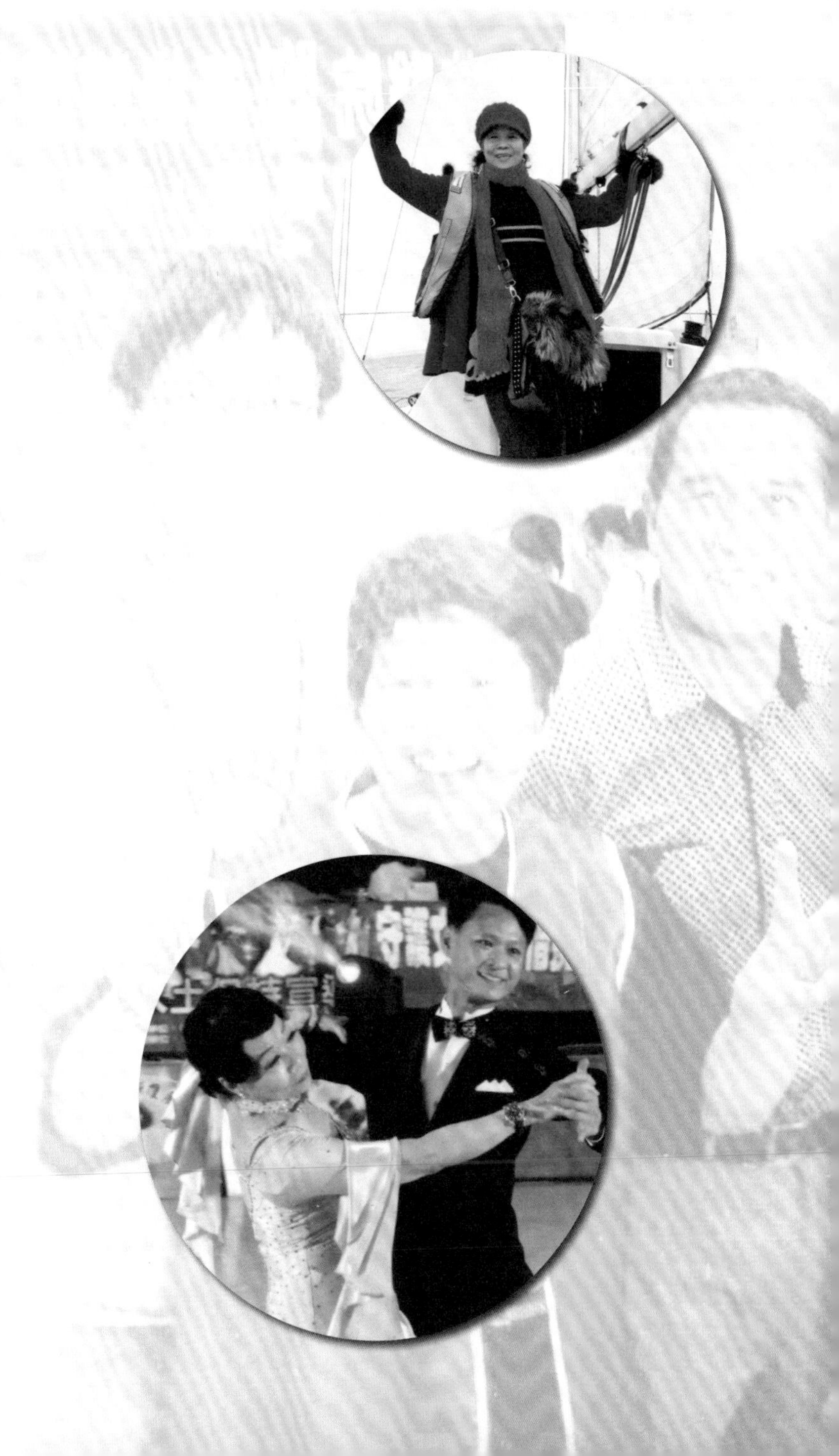

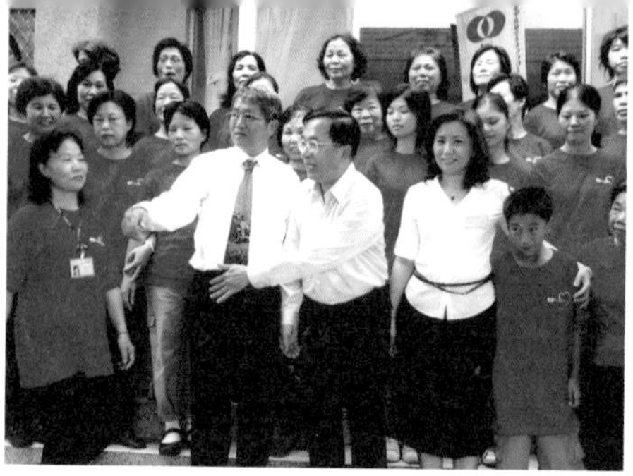
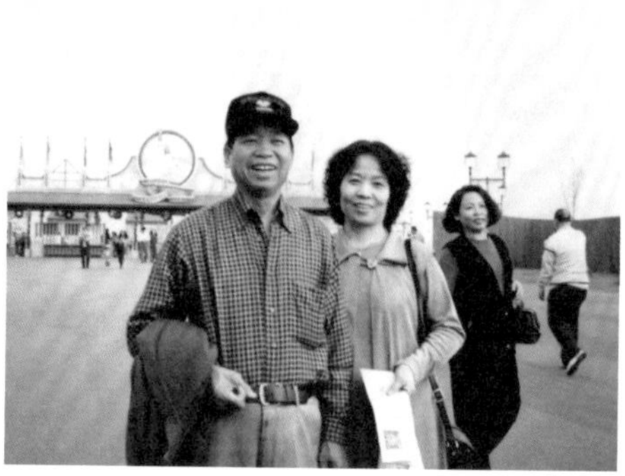

「醫生，不能只用雷射的方式嗎？」我略微顫抖的說。

「如果不做全乳切除手術，癌細胞可能會擴散得更加嚴重……」醫師堅定地望著我。

留下最美的樣子，接受不完美的自己

民國八十八年，因胸口持續感到疼痛，決定找出原因，輾轉兩間醫院看診，最終在和信醫院做了詳細的檢查，一開始以為只是工作太累，沒想到竟診斷出乳癌，而且必須乳房全切。沒有心理準備的我，面對這場突如其來的審判，瞬間被推入了絕望的深淵。

對於愛漂亮、喜歡打扮的我來說，切除乳房這件事是一道酷刑，只剩下一個乳房，往後我該如何面對他人異樣的眼光呢？

「媽，讓我幫您留下最美的樣子！」女兒似乎察覺了我的徬徨，想出一個能讓我轉換心情的方法——在化療之前帶我去拍沙龍照，提醒自己最美麗的樣子。家人的守護與關懷，使我能夠勇敢接受全乳切除手術，從術前恐慌、術後靜養，慢慢走向復原之路。

這時才了解，唯有自己親身經歷，才能感受到生命是如此的珍貴與脆弱……

自從切除乳房後，就算傷口已經復原，也不敢輕易展露身體。

「走吧，都這麼久了，而且有我們陪妳啊！」又到了寒冷的冬季，朋友再度邀我一同泡溫泉，面對這份盛情，實在不好推辭。

當我換穿泳衣的那一刻，心中確實湧起莫大的恐懼，然而，好姊妹

5 4 3 | 2 1

1、我與我最愛的先生。
2、總統想認識的主廚就是在下本人。
3、癌症治療中。
4、暴瘦到僅剩 45 公斤。
5、化療期間也要盡力看世界。

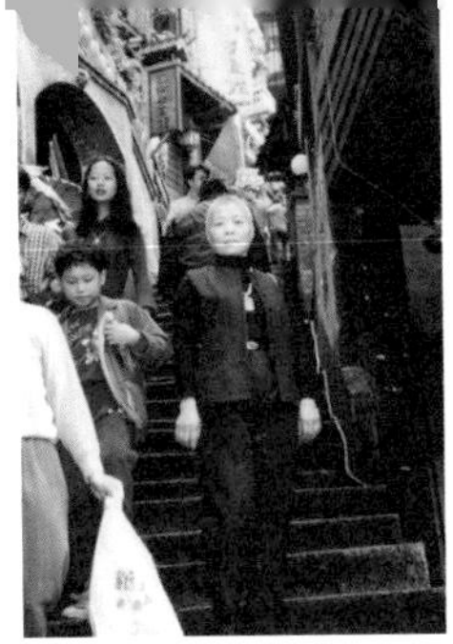

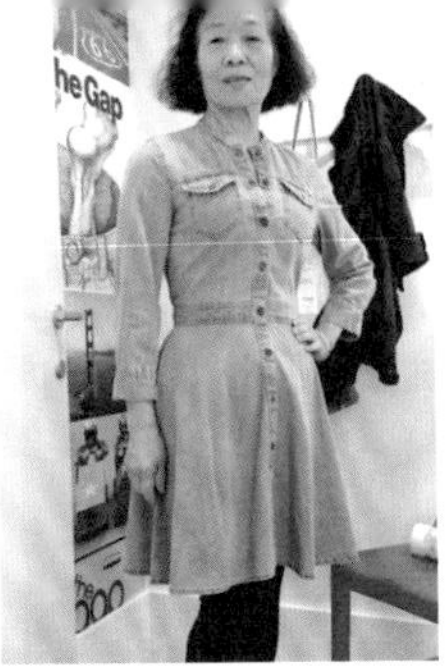

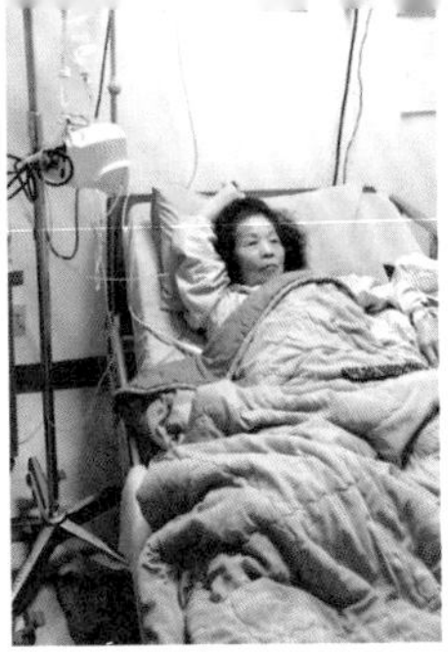

的陪同適時給了我一股力量，使我漸漸生出勇氣，入浴之後更發現大家沉浸在舒服的湯池裡，根本不會有人注意，都是我自己想太多了。

「既然我有面對癌症的勇氣，為什麼不能面對某些部份的失去呢？慢慢地，我學會接受有缺憾的自己，欣賞自己蛻變後的美麗。」

於是，重新找回了久違的自信，現在的我已經可以自在地穿上泳衣，享受泡湯的樂趣了。

成爲人魚公主的恐懼

出院後，不想要整日無所事事，只是躺在床上休養，於是，我開始走向人群，投入關懷病人的行列，例如：在社福團體當志工，製作愛心便當分送給獨居老人。

當我身體逐漸恢復之際，兒子竟然罹患了憂鬱症，那時的他時常感到心情沮喪，精神狀況並不穩定，突然想到過去的他喜歡到處遊玩，便規劃了騎車環島的行程，目的是要陪伴他走過低潮。

「兒子，我們一起出發！」環島的過程中，我們開懷地談笑、肆無**忌憚地坐在草地上，終於再次看見他展露笑容，我也從中得到慰藉，甚至覺得自己就像回到十八歲，每一天都是如此豐富新鮮。**

然而，上天給予的考驗還未結束！當我沉浸在生命的喜悅時，病魔再次找上了我。

民國一〇三年十月，那時突然無法順暢地吞嚥口水，剛開始以為是單純的扁桃腺發炎，吃什麼藥都毫無起色，一股不安的預感突然浮上心頭。為了找出確切的病因，我和女兒再次來到和信治療中心進

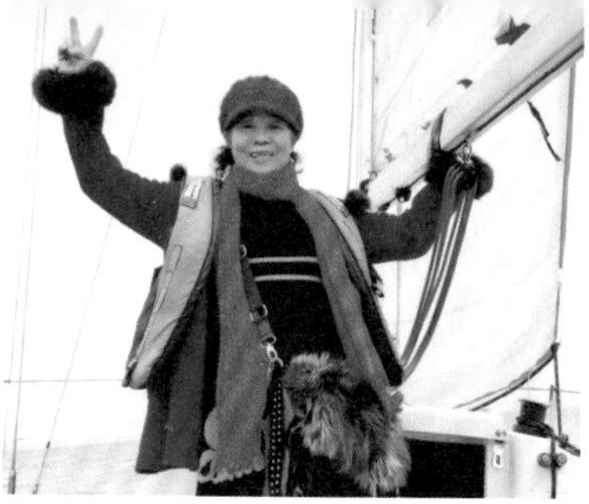

1、就算生病也要去世界各地玩。
2、3、4、5、
抗癌路上一直陪伴我走過來的家人姊妹們。
6、協助義賣讓生命發揮價值。
7、擔任為恭醫院志工。
8、為獨居老人煮飯菜。

行一系列的檢查，最後確診為下咽喉癌，從喉嚨到食道的感染範圍已經長達十五公分。

這個噩耗如同落雷，再次重擊著我，內心不停默問：「為什麼又是我？為什麼上天要對我開這麼大的玩笑？」

當情緒稍稍平復之後，我告訴自己：「既然這是上天給我的考驗，那麼我絕對不會被打倒！」於是展開前後十數次的治療，然而不同於以往，這次的副作用讓我感到食慾不振、難以吞嚥，為了讓身體獲得充足的營養，只好開胃管拼命灌入蛋白質，整個過程讓我身心俱疲，連想要呼喊也漸漸失了聲音……

為了可以保住聲音，我拒絕醫師切掉聲帶的建議，最後因為喉嚨快速癒合，使得呼吸、進食都變得異常困難，診斷之下必須執行氣切，開始每天自己清痰、定期更換呼吸管的生活。

後來因為器官萎縮，至今每半年就要到醫院打麻醉藥進行水球治療，坐在候診室的我，懷念起過去能夠順利吞嚥、發聲說話的日子，這種簡單的舉動，竟成為一種無法企及的奢望……。

一直陪伴在身邊的家人見我病弱的樣子，自然感到難過和不捨，我反過來安慰他們：「不要擔心，我會保持堅強樂觀的心，讓自己快點好起來。」既然不願輕易向生命投降，無法接受醫院死氣沉沉的氣氛，那我就得趕快痊癒，才能繼續做我想做的事情。

重生後，與自己的傷口相擁而舞

也許是心境上的轉變，復原的速度很快，出院的日子到來，連醫生跟護理師都嘖嘖稱奇，為我感到驕傲。至今依然按時回診觀察追蹤，沒有一天缺席。

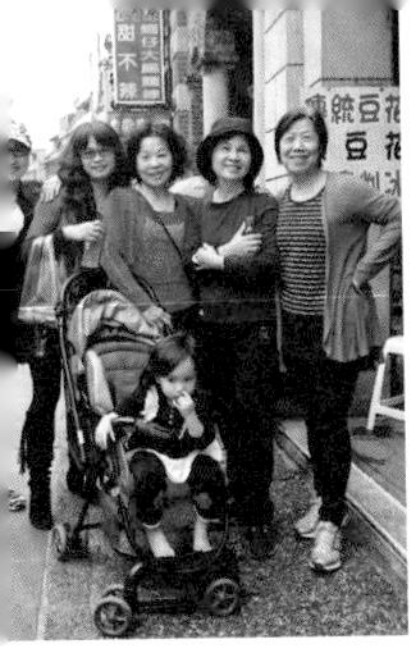
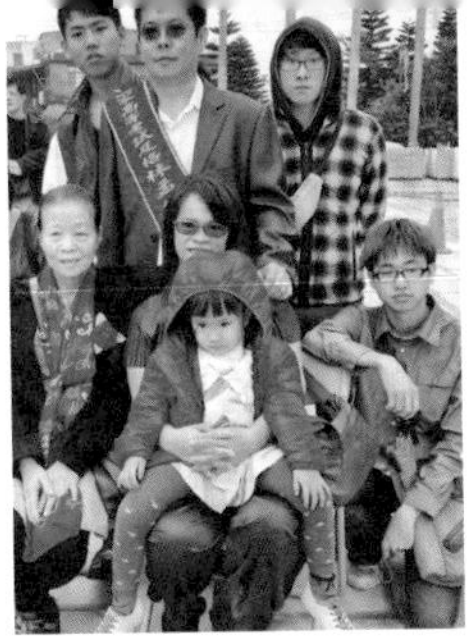
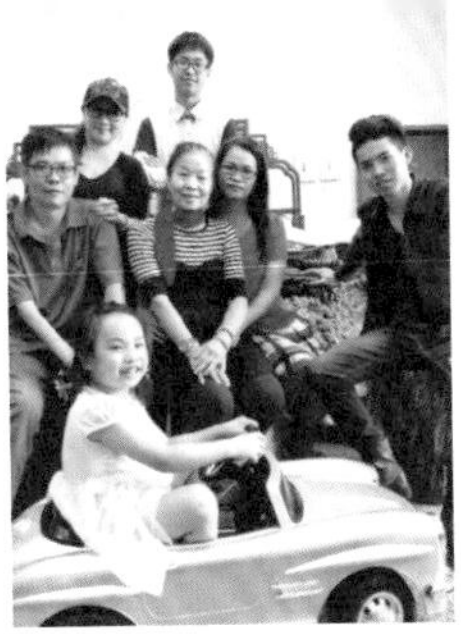
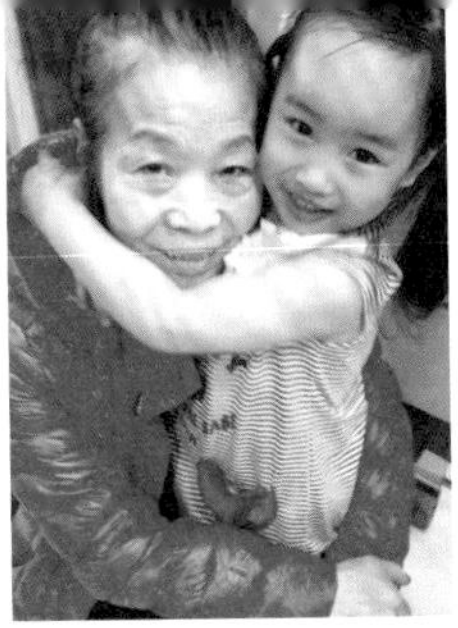
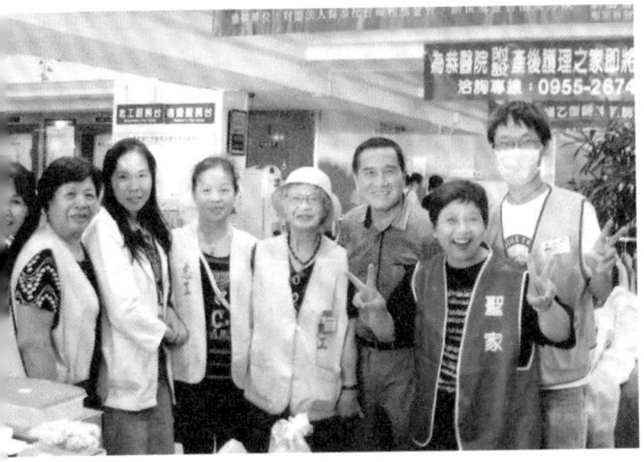
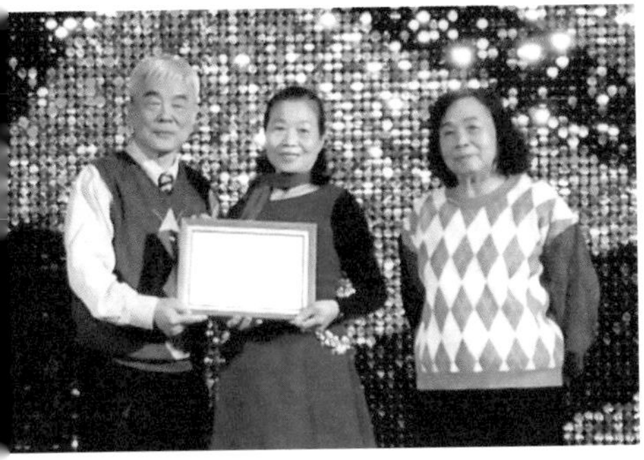
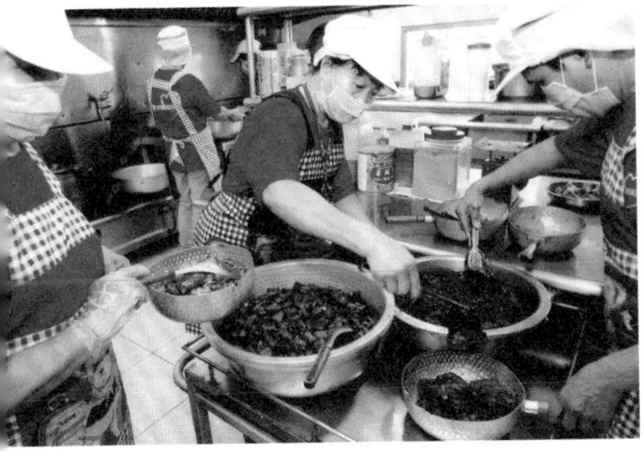

我跟自己說：「如果你選擇放棄，病魔就會趁你鬆懈的時候加速惡化，我為何要讓它得逞呢？」因此，我選擇勇敢迎敵，才能找回健康的自己。

氣切後，如果不壓住喉嚨，別人就會聽到類似哮喘的聲音，但是我已不再感到自卑，有時還會主動拉下圍巾露出氣切傷口，對著大家說：「生病並不可怕，可怕的是心病，沒有勇氣去面對最真實的自己！」人往往是被自己的心給困住了，只要願意跨出第一步，之後的第二步、第三步就不再是難事。

我一直認為，只要活著就會有無限可能，希望可以藉這樣的正面思考，鼓勵更多病友走出困境。

「要活就是要動」，現在的我比以前更懂得愛自己，我繼續跳著最愛的華爾滋，即使罹患癌症，也要用華麗的舞步，證明自己可以成為舞台上鎂光燈的焦點！

有時候，人生碰到什麼挑戰，並非自己能決定；然而，生活是多采多姿還是一成不變，卻是自己的選擇。

我相信，罹癌是上天給我的重生使命，也是我最有勇氣的樣子。

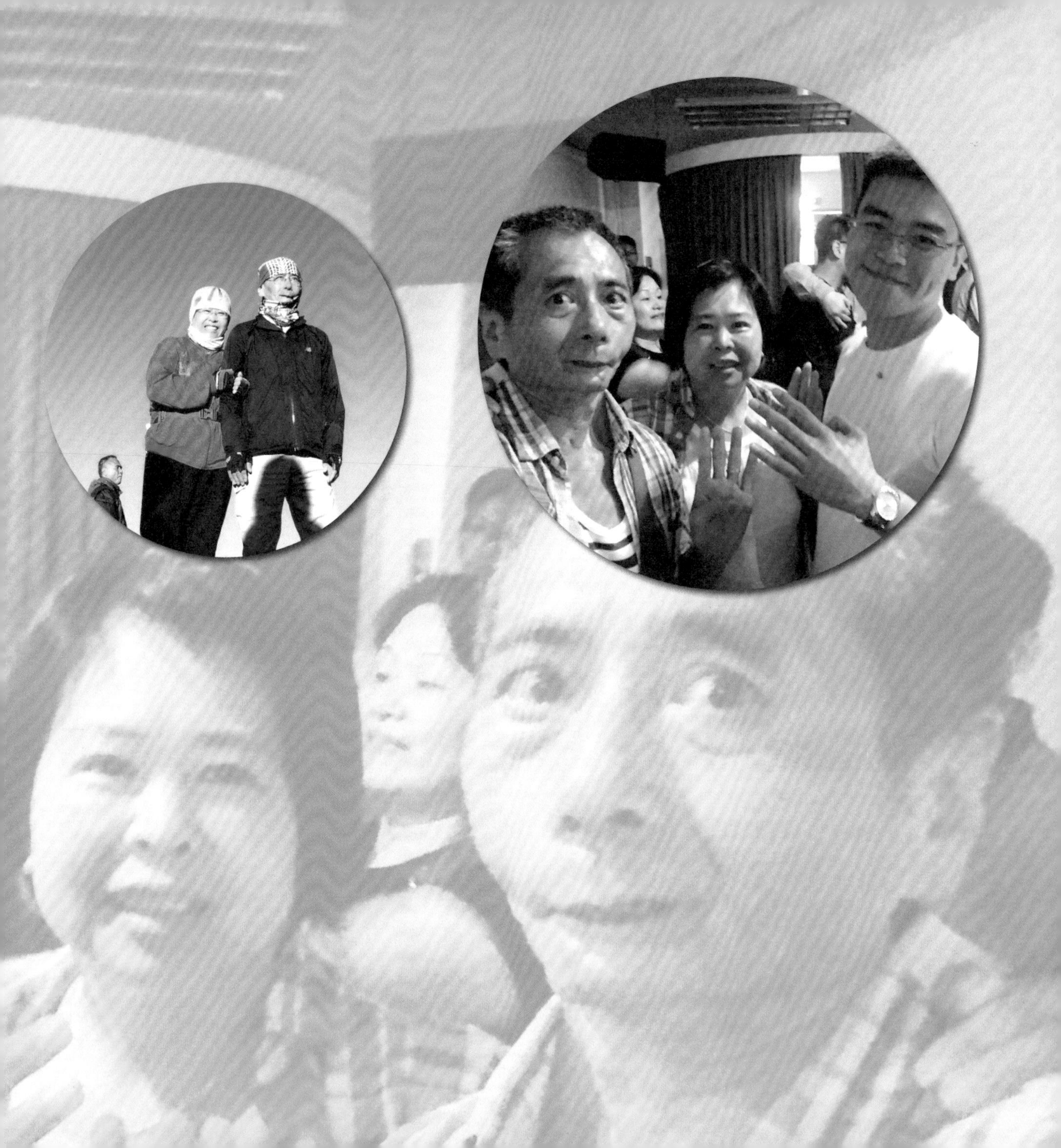

02

人生道路上的運動家——葉明祥

生命沒有最好，只有更好。

口腔齒齦癌
診斷時間：97年8月

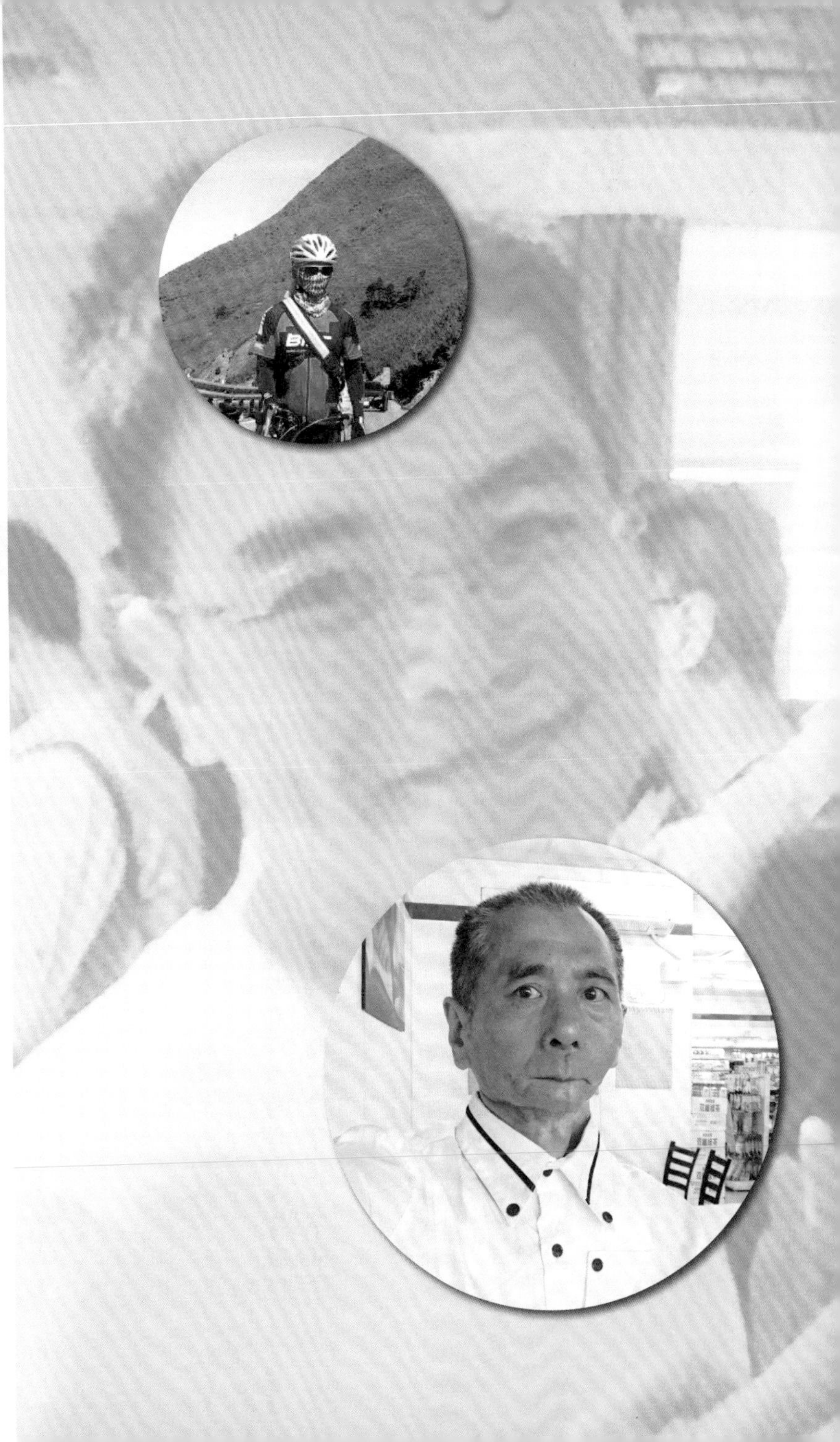

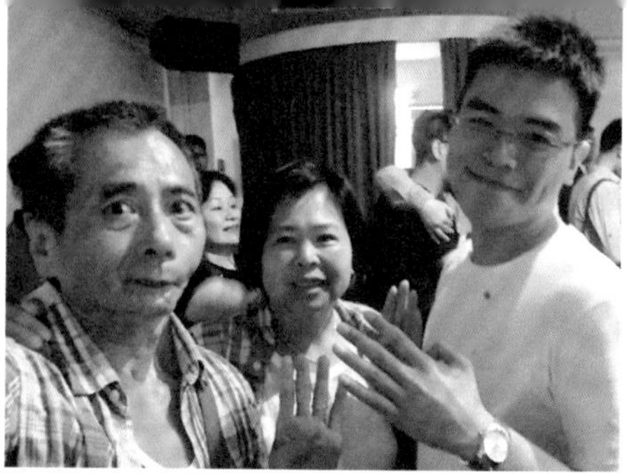

「還要等多久，才輪到我看醫生啊？」

或許是疼痛難耐，或許是情緒低落，等候看診的伯伯，口氣從詢問漸漸轉成抱怨。

我走近伯伯的身邊，脫下口罩對他說：「十年前，我也在這裡接受治療，等了十年才痊癒，現在回到醫院當志工，您說是不是等了很久？」

伯伯盯著我的左臉頰看了許久，才激動地回答：「好，我等！我等！」

輕忽身體異狀，不知癌症找上門

十年前，第一次掛牙科看門診，竟然就此診斷為口腔癌末期。

「怎麼會是我？我還有生病的妻子、兩個孩子需要照料，家庭的支柱只有我啊！我怎麼可以生病？」腦海頓時一片空白，不知所措……。

其實，身體早在前幾年就有了異狀，口腔內側出現白點、牙齒一顆顆地脫落、枕頭上常常有血跡、嘴巴漸漸無法張開，我下意識地拒絕看牙醫，只要牙痛就吃止痛藥，日復一日，直至癌症末期。

變了樣的家，爲愛堅強撐起

長期在外奔波，因為罹癌停下腳步，回頭看才發現家庭已經變了樣。

我的妻子患有躁鬱症，日常生活幾乎以妻子的情緒為首要考量，在我罹癌之後，她的精神狀況變得更差，我知道如果在這裡倒下了，

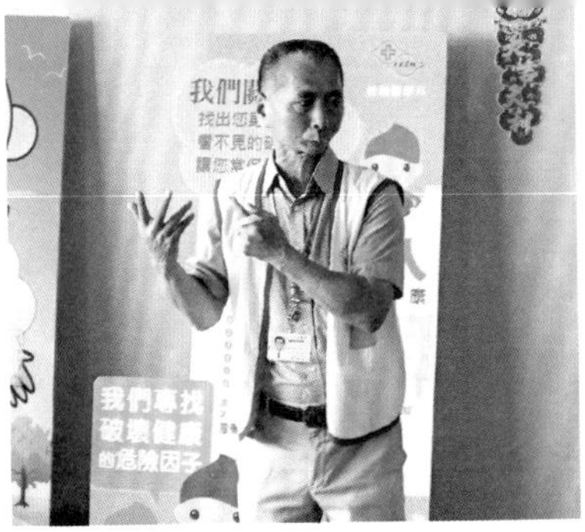

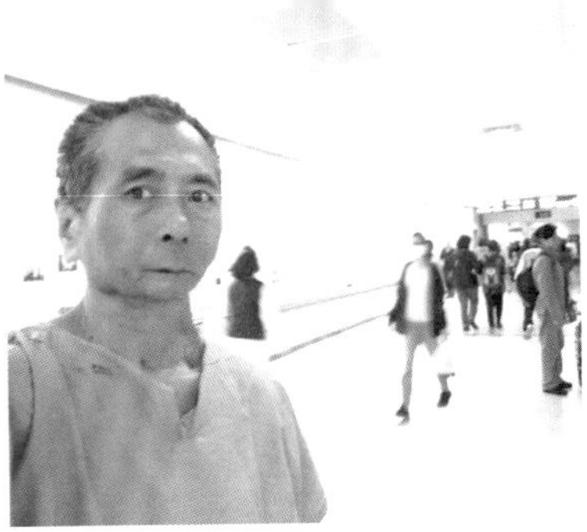

3 2 | 1

1、和兒子老婆。
2、年度檢查。
3、志工分享。

整個家就會分崩離析，不得不堅強起來，努力配合醫生治療，重新回歸原本的生活。

手術後，因為切除齒齦，吞嚥時常感到困難，不論是吃麵或稀飯都會嗆住，加之又進行了氣切，當抽痰管直接插入氣管時，用「痛不欲生」四字都不足以形容。

那時候，滿腦子都是悲觀的想法，整天瘋瘋癲癲逢人就說：「你知道嗎？我是癌症末期喔，不會好了！」內心的黑暗已經擴散到整個身心，說出的每句話都相當消極。

出院後，面對一個亂糟糟的家，兩個剛上高中的兒子無助地看著我，眼看著自己辛辛苦苦建立的家庭快要散了，突如湧泉般有了無論如何都要撐起這個家的動力。

兒子溫暖舉動，化開苦痛

「縫線會自己癒合，但是你現在因為疼痛而放棄，過不久口腔就會萎縮，你再也不能張嘴咬合了！」醫生說。

只要是對病情有幫助的復健，即使再痛苦，我也願意嘗試，努力做著醫生交代的功課：提腳伸展操、手臂往上提、口腔撐開。其中，最重要的復健是用十四片壓舌板將口腔用力撐開，只是每次拿掉壓舌板，傷口的縫線都會再次裂開，血流不止。

也許是復健痛苦的模樣，讓兒子感到心疼，偶然看見他在週記本上寫著：「讀書的苦跟爸爸復健的苦相比，讀書的苦算什麼？」

平常內斂的兒子寫在週記上的字句，令我相當感動，使我更加積極復健，希望可以成為讓兒子驕傲的父親。

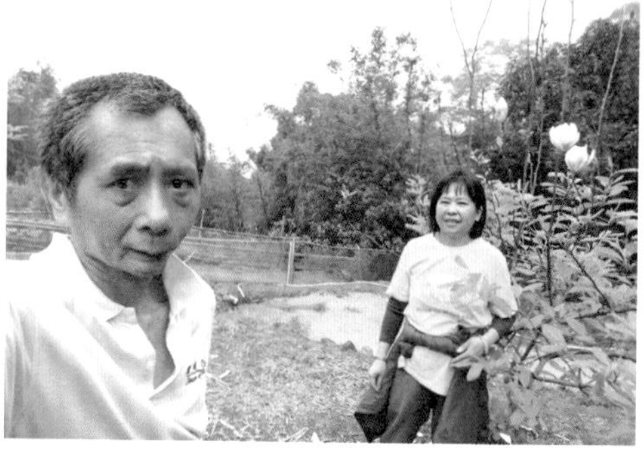

「爸爸！爸爸！」有一次，在浴室待了太久，兩個兒子突然用力敲著門，叫得又大聲又急促。

「怎麼了？」

「你怎麼進浴室那麼久？怎麼都沒有聽到水聲？」

「我們還以為你暈倒了……」

這才知道他們默默關心著我，甚至特別留意進浴室的時間，簡單的舉動瞬間溫暖了我因復健而痛苦的心。

欲得彩虹，必先忍受雨水

「怕藥物會再加重身體上的負擔，我們不能再開藥給你了！」治療的副作用，導致我患有癌因性疲憊症，經常感到疲倦、情緒低落、身體疼痛難耐，嚴重影響到日常生活，因此每星期回診的時候都會請醫師開藥，讓我可以舒服些。

「難道我就要沒救了嗎？」想到在家裡等待的妻兒，心情覺得有些沉重。

「你可以利用運動來改善症狀。」醫師建議道。

當時用左小腿小骨替補切除齒齦的部分，因此除了咬合受限外，也不能進行跑步，或是跳躍等激烈運動。

「還能做什麼運動？」所有的動作都不能做，那該怎麼辦？

「你唯一能做的就是騎車。」魏福全醫師說。

突然想起家裡還有一台放置已久的單車，出院的第三個月，終於脫

3 2 | 1

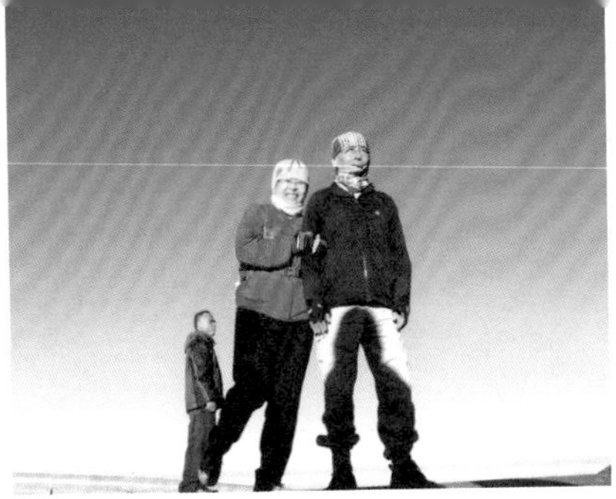

1、樹湖園與妻子合影。
2、3、騎著自行車登合歡昆陽。

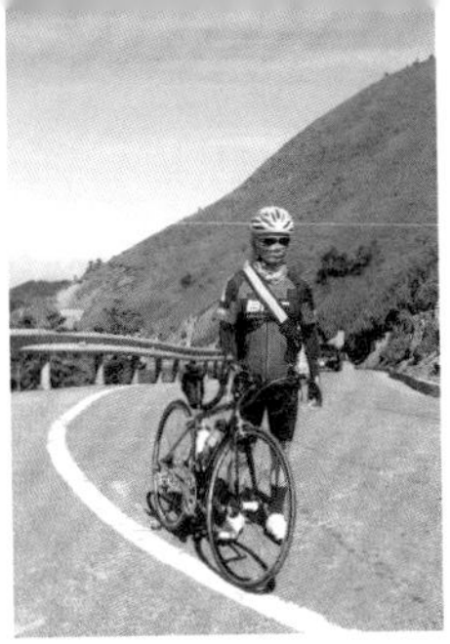

離鼻胃管後，開始騎車復健。每天慢慢增加時數，越騎越遠，從自行車專用道，到後來的中社山、陽明山、大屯山，直到騎上合歡山為止。

當騎上合歡山時，看著眼前連綿的山巒，心情激動到無法用言語來形容，身體彷彿充滿了電，有了再次騎上來的動力！

我常說：「每天都有人騎車上山，但是超過六十歲的人就很少了，如果條件再加上是癌症末期的病人，那就更少了！」

騎車的過程中，心境變得開闊，身體的疼痛感也跟著降低，甚至改善困擾多年的氣喘，沒想到，唯一可以做的運動，卻也成為我痊癒的奇蹟。

「欲得彩虹，必先忍受雨水。」因為罹癌的這段經歷，讓我必須拿出勇氣接受不完全的自己，重新審視生命的意義，進而發現生命的彩虹，原來就在前方。

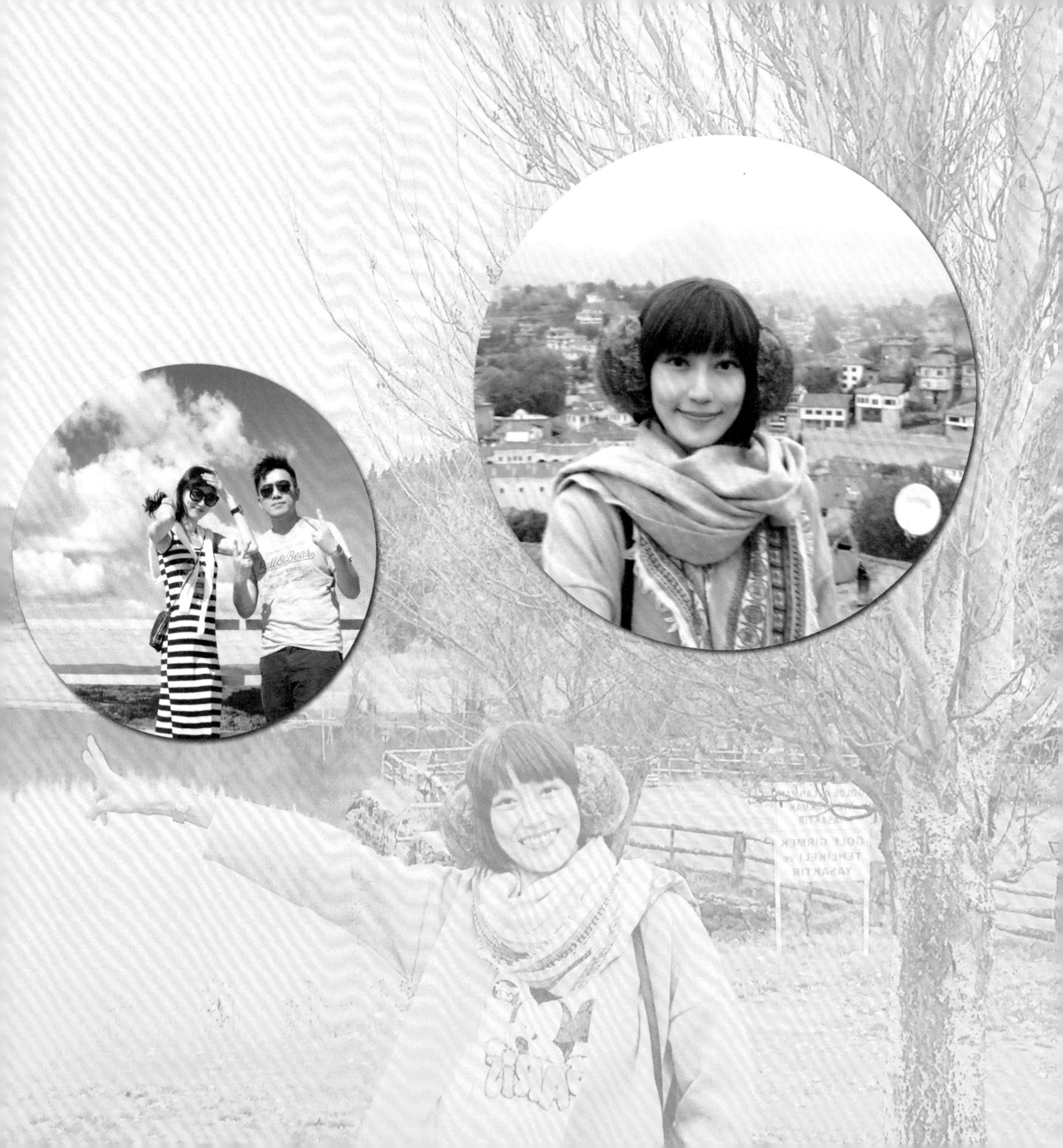
GOLE GIRMEK
TEHLIKELI ve
YASAKTIR

03

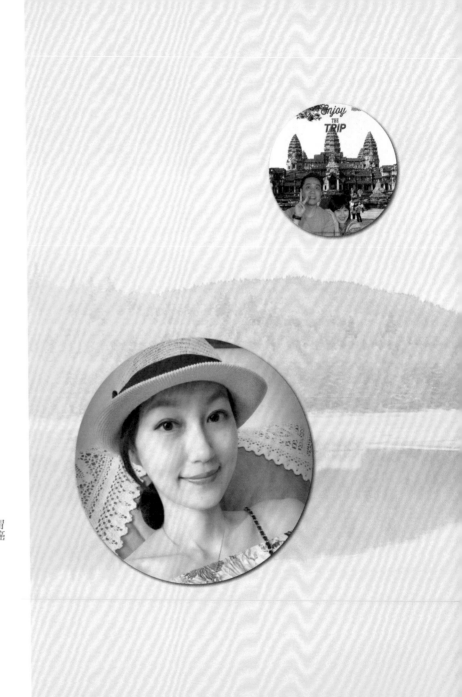

歷劫重生，成爲心靈巨人

唯有喜樂的心，才是抗癌成功的關鍵！

——洪翊玲

胃癌

診斷時間：104年6月

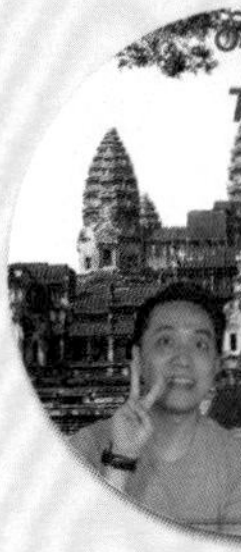

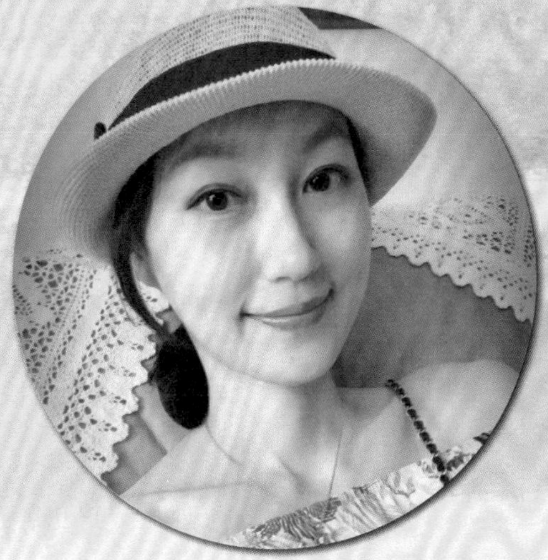

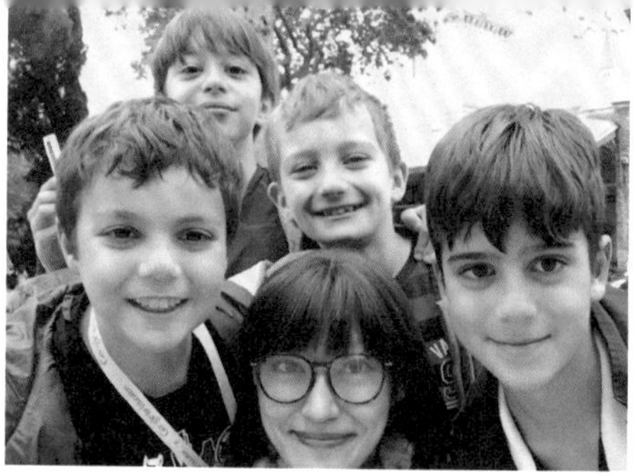

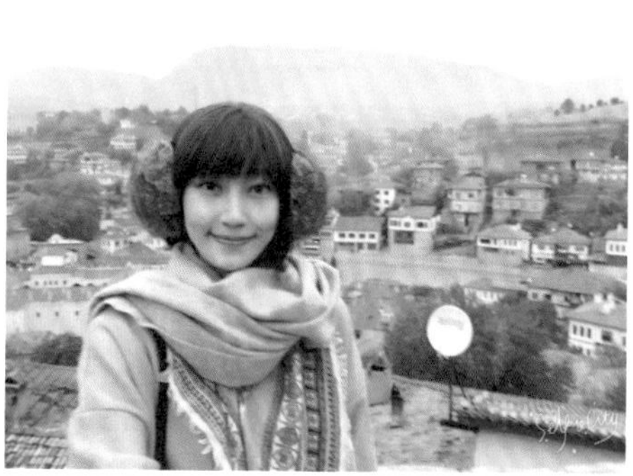

「癌細胞擴散得太嚴重，要把全部癌細胞切除乾淨，除非把整個腹腔器官都拿掉，依妳這樣的情況，根本沒辦法開刀。」又一名醫師這樣對我說。

民國一〇四年六月，我被六個醫生告知最多只剩下半年的時間，彷彿再也沒有其他活路了。

抑鬱生活，竟成癌細胞溫床

確診的前兩年，生活的壓力使我兩年期間抑鬱、夜不得眠，經歷著這輩子最痛苦的日子，卻沒意識到失衡的生理和心理狀態，已讓癌症悄悄在我體內滋長，抑鬱、痛苦、無法入眠成為滋養癌細胞的最大養分，待我出現腸胃不適、異常疲憊時，竟已是胃癌末期。

那天，我先生在短短五個小時內，聽見三個不同科別的權威醫師宣布——罹患胃癌末期。當時第一個閃現的念頭是：「完蛋了，我要害老公這麼年輕就喪偶了！還有，我的父母怎麼辦……。」擔心著旁人，卻未曾想到自己。

診間外，先生側身仰著頭，獨自站在台大空盪的走廊盡頭，我走了過去，拍了他的肩膀，看著他想強忍眼淚，卻已哭得扭曲的臉，腦中原先想好要安慰他的台詞，沈重得一句都開不了口。我們看著對方，眼淚不聽使喚地流下，痛哭了五分鐘，他才擦乾眼淚，牽著我向醫院的癌症資源中心尋求協助。

這輩子第一次深刻體驗到，原來這就是所謂——無語問蒼天。

胃癌中的籤王——瀰漫型胃癌

「怎麼樣？醫生怎麼說？」媽媽憂心無助的眼神緊鎖著爸爸，想等

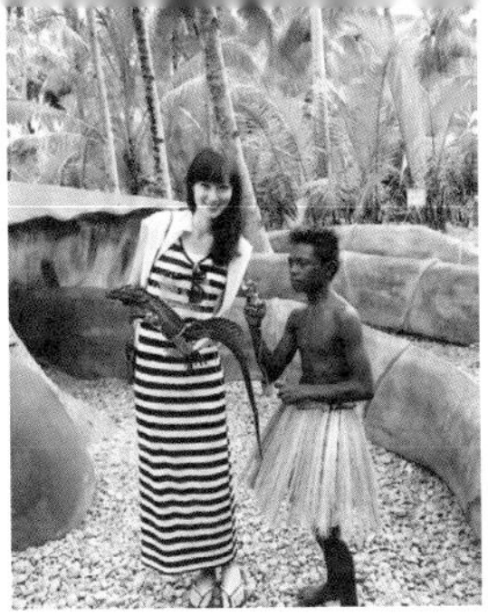
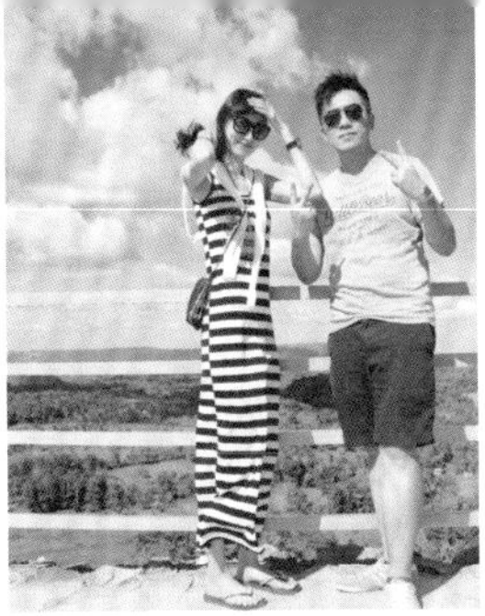
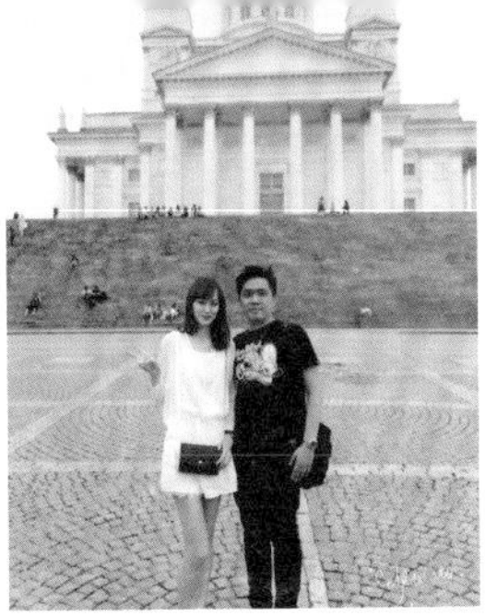

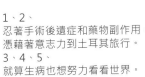

5 4 3 | 2 1

1、2、
忍著手術後遺症和藥物副作用，
憑藉著意志力到土耳其旅行。
3、4、5、
就算生病也想努力看看世界。

到他的回答，換來的卻是一片沉默。

空氣在那一瞬間凝結了，沉重得無法呼吸。

我躲進房間用手摀著嘴，憋著痛哭的聲音，克制著哭得激動發抖的身體，心裡的愧疚感逐漸加深，對不起我的父母，沒有好好愛惜自己的身體，才讓他們現在那麼痛苦。

「我盡量幫妳延長時間。」就算經歷了六位醫生對我病況的消極態度，先生依舊沒有放棄，直到找到了萬芳醫院謝主任，他是唯一表示願意積極治療我的醫師。

瀰漫型胃癌惡性程度相當高、存活率極低，在確診為四期後，無論治療與否，通常只剩下幾個月到一年左右的壽命，導致大部分醫師對此病況的態度都相當消極。

第一次化療後開始掉髮，我果斷將頭髮剃光，買了一頂適合自己的假髮，從未因眷戀而傷心哭泣。化療的高量藥劑造成嚴重副作用，連續嘔吐十幾天是例行公事，以腹腔灌注的疼痛更是連嗎啡都壓制不住。做放療時，每天嚴重腹瀉約三十次，就這樣持續了快兩個月，每天只能黏在床上和馬桶上，不要說走路了，虛弱得連說話都沒有力氣，當時疑惑自己這樣算是「活著」嗎？

當意外來臨時，才會發現過去所追求的財富、外貌、成就通通不重要了。那一刻，本能地只想活下去，甚至願意用一切去換取健康的身體，人生的願望瞬間變得如此卑微。

置死地而後生，正視死亡

手術後經歷三個禮拜的恢復期，稍微有了點體力，我開始在臉書上

1、正能量病友姐姐聚餐。
2、20 年好友合照。
3、感謝抗癌過程一路上走來，一直陪著我的先生。
4、與好友聚餐。
5、病友及親屬聚餐。

發文，不管有沒有人看，只是一股腦兒把這段時間的心情，寫成一段文字記錄下來。

當時的我，打從心底認為自己的壽命最多半年，所以拼命地想在這世上留下我的痕跡，甚至在心裡想：「就算要死，也不要讓身體這些癌細胞好過！從現在開始，我就是要每天過很開心！」置死地而後生，「正視死亡」就是這種感覺吧！

「我不理解為什麼是我得癌症？」曾有好幾個網友看見我的文章，私訊問我。

「所以，你覺得應該要是誰呢？」

「我覺得老天不公平！」

「那你覺得應該要是誰，才是公平的呢？」當我反問，他們總會語塞。

我認真想過這個問題，依舊慶幸罹癌的是我，如果今天換作是我的家人，絕對比我自己罹癌還要難受。

對我來說，罹癌就像人生的其它困境一樣，接受然後勇敢面對，如此而已。

治療結束後，我媽終於忍不住流著淚告訴我：「資深護理師曾經跟我說，剩下的日子只要好好陪伴妳就好，這些話我根本不敢跟妳說……。」

從確診時被六位醫生判死刑的心痛和震撼，到好不容易尋至願意治療我的醫生，心中出現一絲希望，但在治療過程中又被專業護理師告知：「剩下能做的，就是好好陪伴妳女兒。」

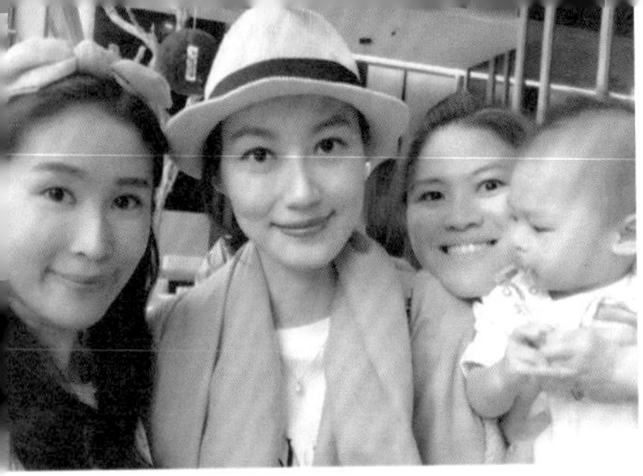

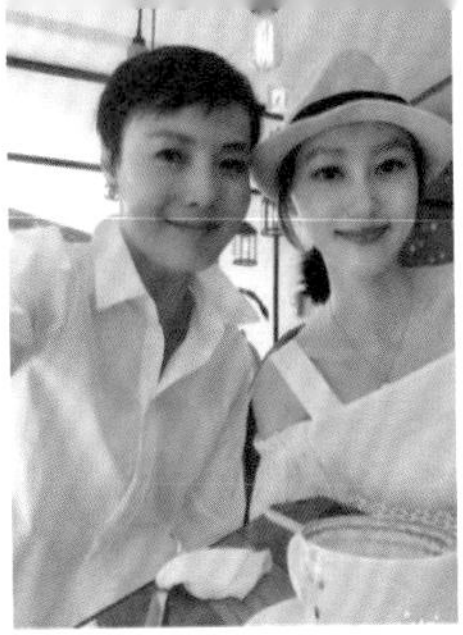

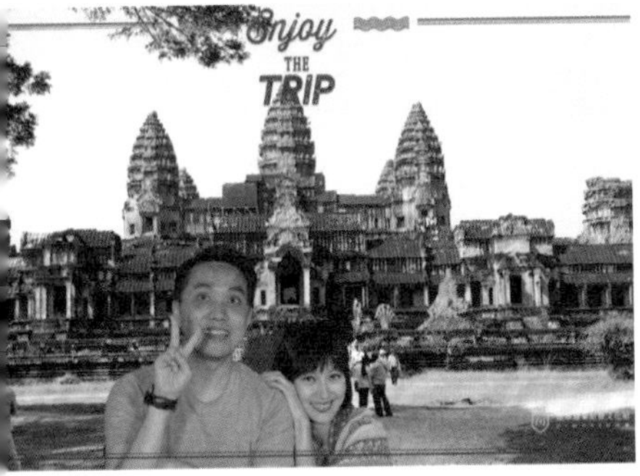

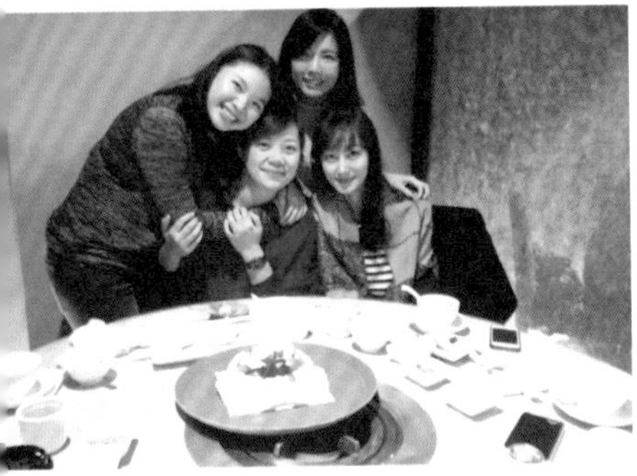

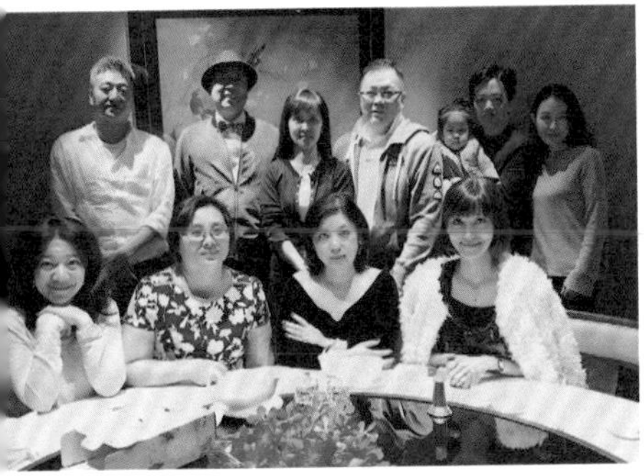

天下父母心，面對一次次的打擊，媽媽承受的痛苦，遠遠超過我所承受的，但她還是堅毅地挺過來了。這些日子，能讓我傷感而流淚的從來不是我的病，而是我母親。

歷劫重生，實現百分之四的奇蹟

有時和先生聊到當時被醫院宣判刑期和治療時的慘況，都會不自覺陷入沉默，各自出神地望向遠方，陷入記憶的時空裡。若干分鐘後，他會回神看著我說：「妳做到了！」我只能微笑以對，那一刻，真是盡在不言中。

當初撰寫生病紀錄的文章，單純是因為感觸良多、想感謝身邊的家人朋友，沒想到越來越多人看見我的發文，並且告訴我他們感受到這股正面能量，也影響他們更懂得珍惜現有的一切，以及當下的每一天，這是當初所始料未及。

好久以前，曾在心裡暗自許諾，只要身體狀況允許，想讓更多人從五年存活率只有百分之四的我身上，看見更多希望，現在我實現了，是這份面對苦難的態度，讓自己成為心靈巨人。

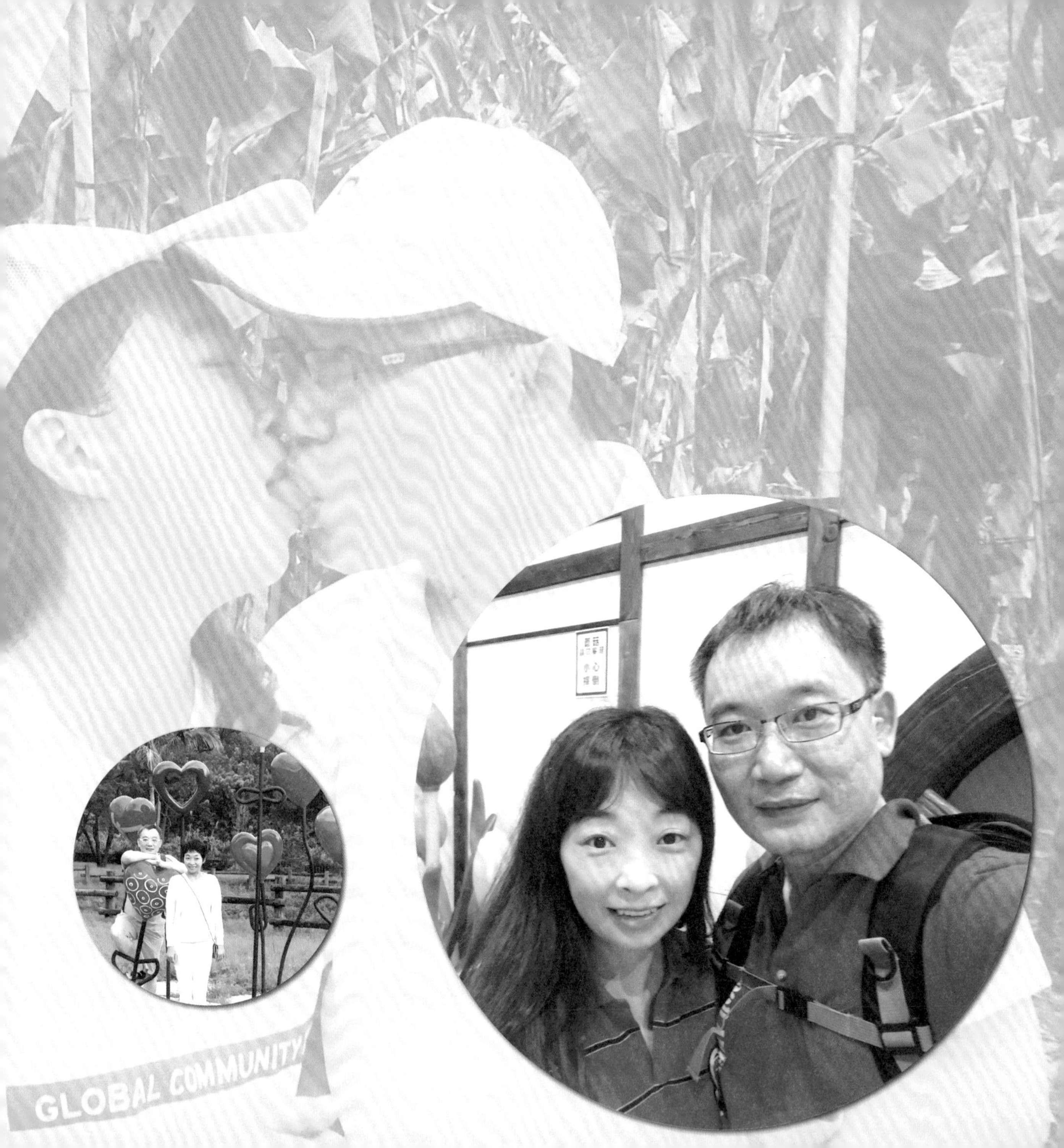
GLOBAL COMMUNITY

04

值得喝采的正能量人生
——康琬琪

生命不在於長短，而是活出精彩。

肝癌
診斷時間：105年10月

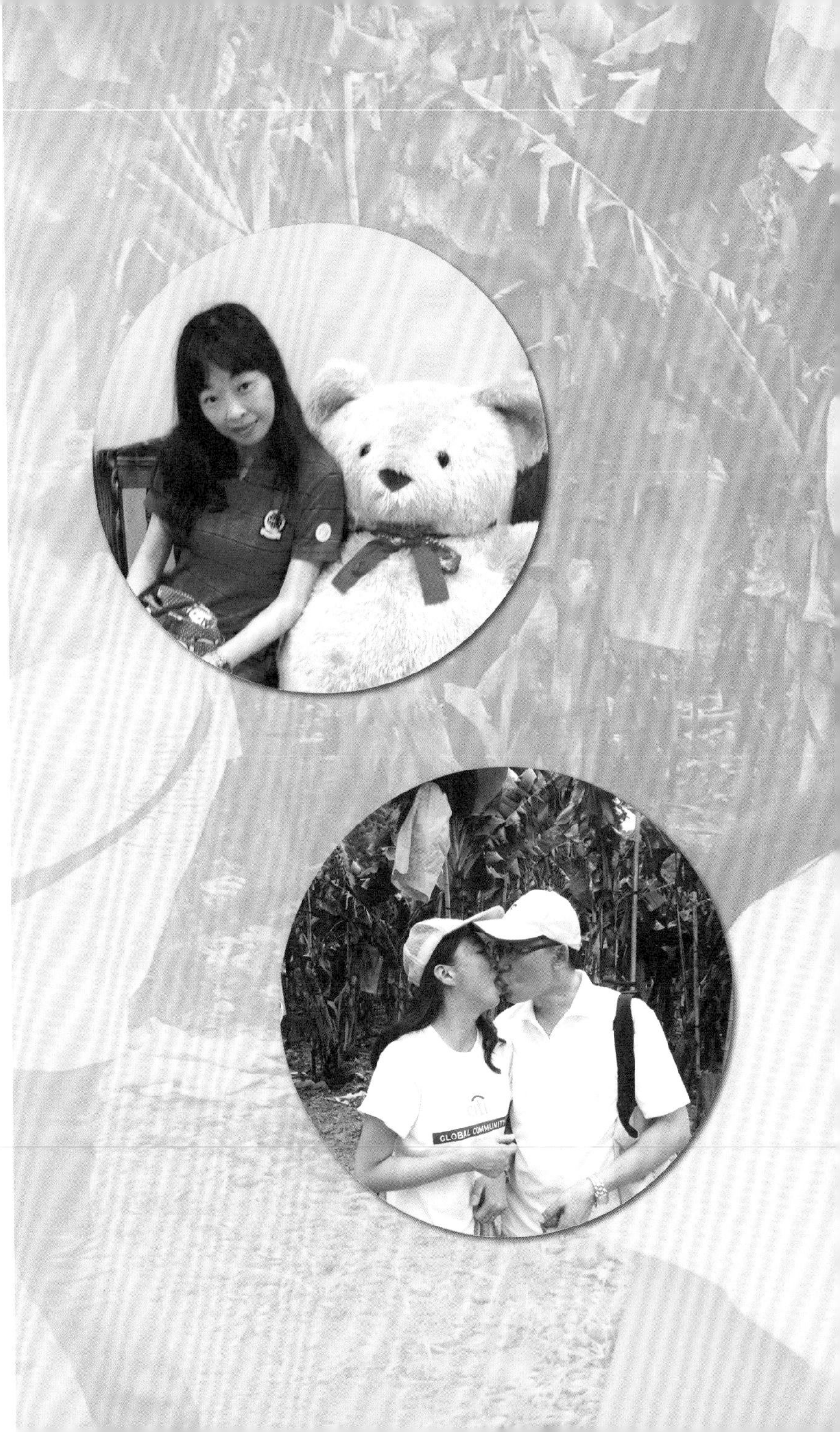

2 1
4 3
6 5

1、人生因有主帶領，而平安真喜樂。
2、3、但願人長久。
4、看不出三個月後，身體裡有長達 20 公分腫瘤的我。
5、化療期間，固定外出散步。
6、與侄兒約定療程結束後一起出遊。

「妳的腫瘤這麼大，已經多久了？」

「我不知道……」

「肝裡面長了二十公分的腫瘤，怎麼可能不知道？先到總院做電腦斷層吧，這個可能是肝癌，你們先有個心理準備。」醫生看著先生說道。

爲了爭口氣，差點斷了氣

二〇〇四年十月是我人生天翻地覆的時刻。為了在工作上爭口氣，忙碌地過了三個月，有天回公司時，彈力傘撞到了我的心窩，原本以為忍忍就過去了，沒想到之後連走路都氣喘如牛，腹痛跟腳水腫更是讓我感到恐懼。

檢查過後，醫生告知可能是肝癌的話語，烙印在腦海中揮之不去，除此之外完全無法想像後續的事情。我的眼淚潰堤般傾瀉，心中充滿懊惱，後悔自己沒有定期做健檢、後悔自作聰明亂吃止痛藥……。

「都還沒檢查完，沒事的！今天要回媽媽家喔。」先生輕聲安慰我。回家路上，心裡哼著詩歌，祈求自己心情可以平靜下來，努力表現得跟平常一樣，不想讓媽媽擔心。

我裝作若無其事地看著電視，見到姪女在家休息，便特地拉著她進房間裡講悄悄話。

「妳要愛護自己的身體，學會享受生活，以及要規劃好未來的路啊！心情不好的時候，不要藉酒消愁，對身體有害無益，也會讓妳依賴上酒精。記得要好好孝順阿嬤，珍惜手足之情……。」

「姑姑，妳怎麼了？怎麼突然說這些？」姪女有些疑惑地問。

「沒什麼，只是想和妳聊聊天。」

身為姑姑，不想讓晚輩為我擔憂，也沒有將罹癌這件事告訴他們，沒想到之後收到姪子姪女關切的訊息，他們甚至想要捐肝給我，當我從媽媽口中得知這件事時，感動得流下淚水，這就是我摯愛的家人們啊！

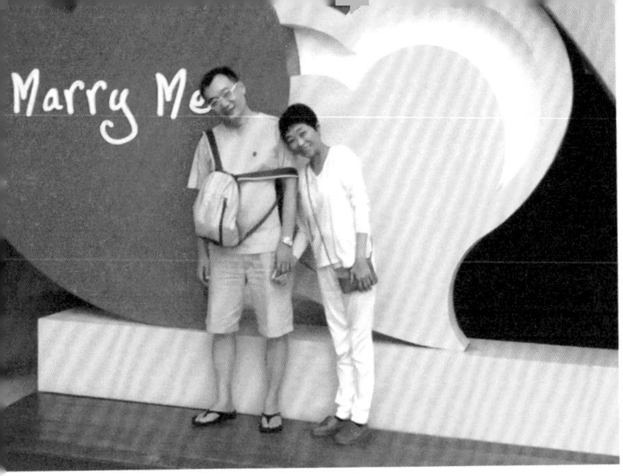

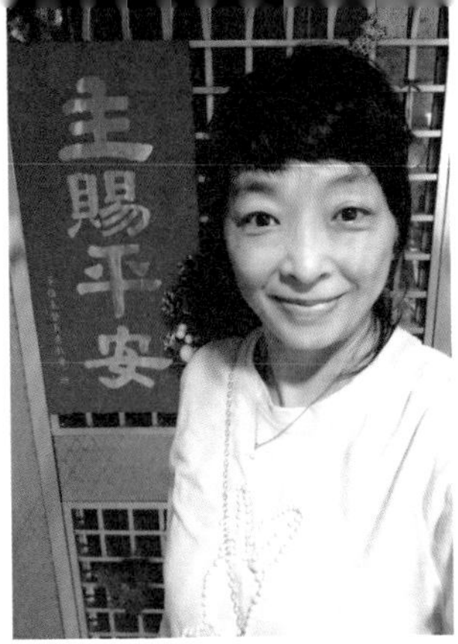

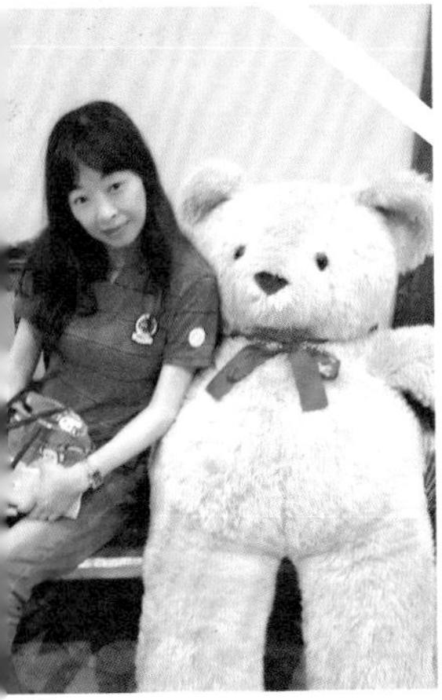

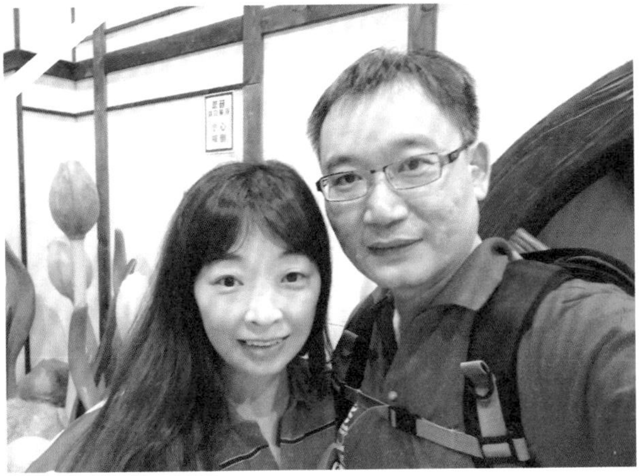

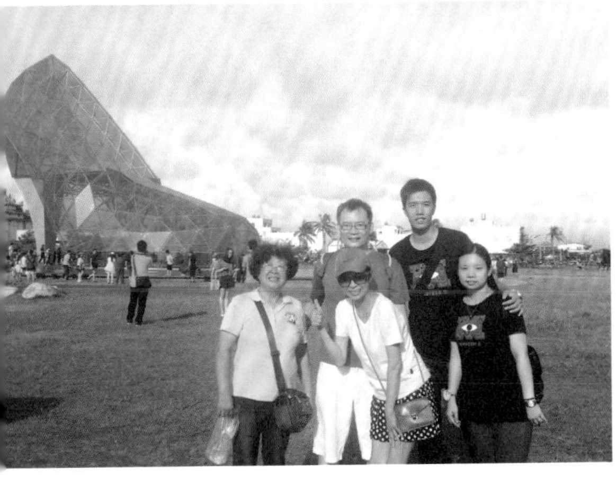

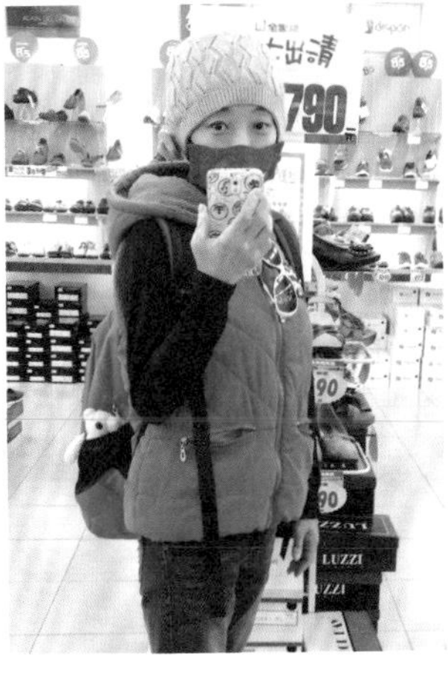

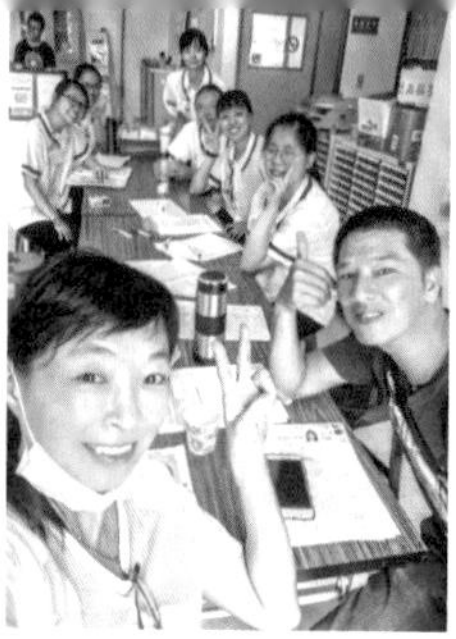

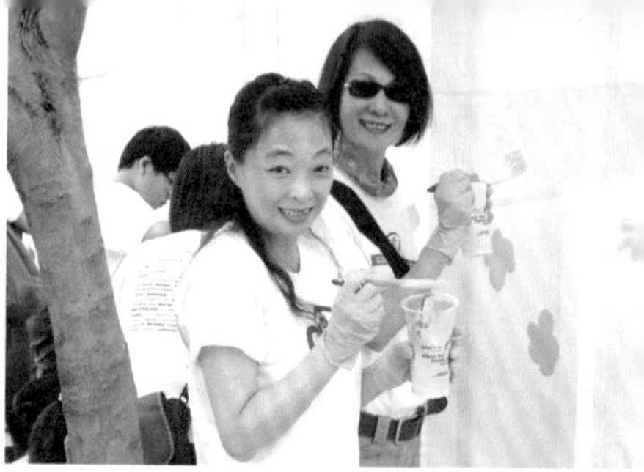

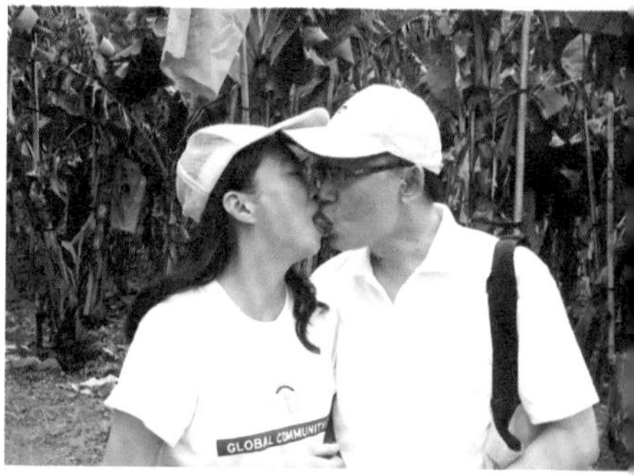

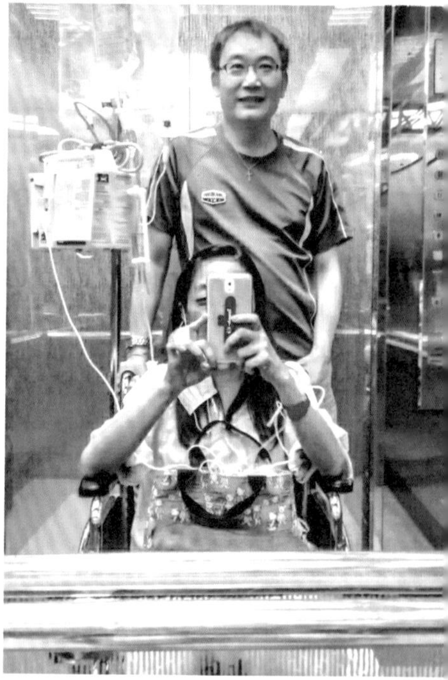

不要放棄，因祂預備給我最好的！

宣判日終於到來，報告結果正如所想是肝癌，卻沒想到已是末期，我可能只剩下三個月的生命。

一家人原本平順的生活步調，因我起了大波動，每個人開始上網查相關訊息——哪位醫師是這方面的權威，跑去醫院掛號，得知門診已經額滿，只好帶著失落的心回家。在我面前，他們總是收起擔憂的心，故作沒事，看著他們為我難過、奔波，心裡是萬般不捨。

雖說已經做好心理準備，但得知是癌症末期當下，整個人就好像沒了靈魂，心情相當低落，隨即想到已將自己託付給親愛的天父，知道祂預備給我最好的，收拾心情，決定要好好珍惜與家人相處的時光，開開心心度過剩下的日子。

當我將自己交給耶和華，祂成全了我的醫治之路，我遇見了生命中的貴人——王醫師。

看著我的電腦斷層片，他開門見山說：「腫瘤這麼大，妳想要我怎麼做？」

1、上帝派來的天使寶蓮姐姐。
2、宣導乳房攝影。
3、志工日，最閃的一對。
4、出加護病房後，Ben 開心地帶我到醫院外呼吸滿滿恩典的空氣。

「我要你救我！」聞言，王醫師點了點頭，讓我先住院做身體評估。很快地，一週後接受了長達十二小時的切除手術，五分之三的肝臟被切除，術後身體狀況恢復得相當快，只要二十天就可以出院了。手術後還接受了四次預防性動脈栓塞化學治療，每三個月常規性的檢查，狀況也非常良好。

想成爲他人命運的明信片

去年是我重生的第二年，看見了何清全先生的「命運的明信片」，因為一張衛生局的明信片，讓他檢查出肝癌，了解癌症篩檢的重要性後，我毅然決然地辭去最愛的工作，去衛生所當志工。

在衛生所當志工期間，意外當起了邀約社區民眾做癌症篩檢的助理。在一通又一通的電話邀約中，發現許多民眾不願接受篩檢的原因都是自認為身體很健康，當聽到這樣的回應，我總是會將自己親身經驗告訴他們，許多民眾在我的分享下，改變了他們的想法，願意接受癌症篩檢。

上次回診時，在候診區看見一對徬徨的夫妻，先生一直看了我好幾次，我了然微笑著將口罩拉下來：「看得出來嗎？我也是癌友。」夫妻兩人都好訝異。

「當初我發現肝癌時，腫瘤已經長成二十公分大了，您看到現在的我，有沒有更有信心?信心很重要，聽醫師的話更重要!希望有一天，您可以跟我一樣安慰另一個徬徨無措的病友。」

當我們可以安慰別人時，其實也是在安慰自己；當我們還有能力給予別人正能量時，就是最簡單的幸福，也是恩典！

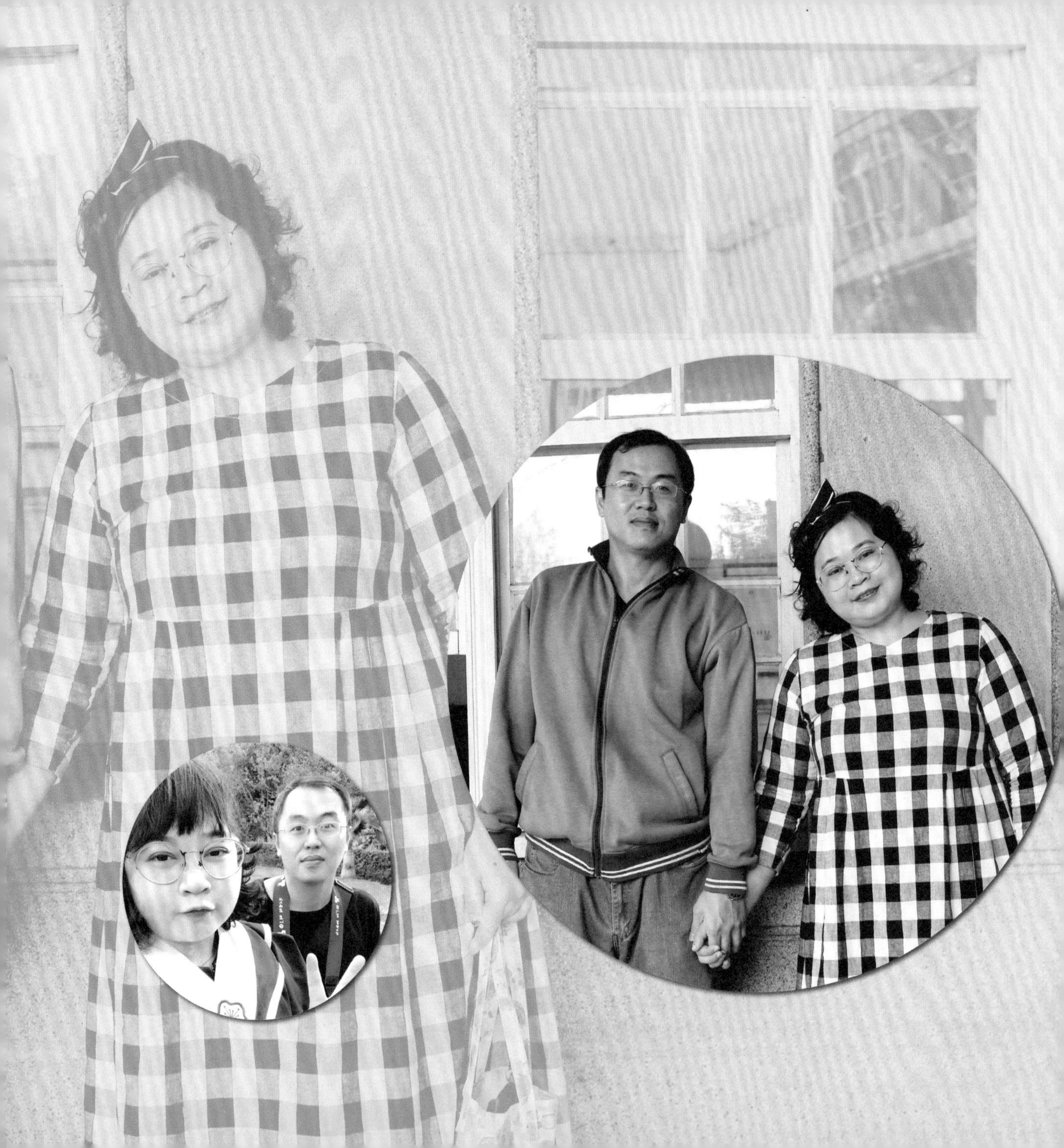

05

傳送幸福意念的白衣天使——陳佩蓉

累的時候，可以抱怨、哭泣，但千萬不可以放棄！

急性骨髓性白血病
診斷時間：104年9月

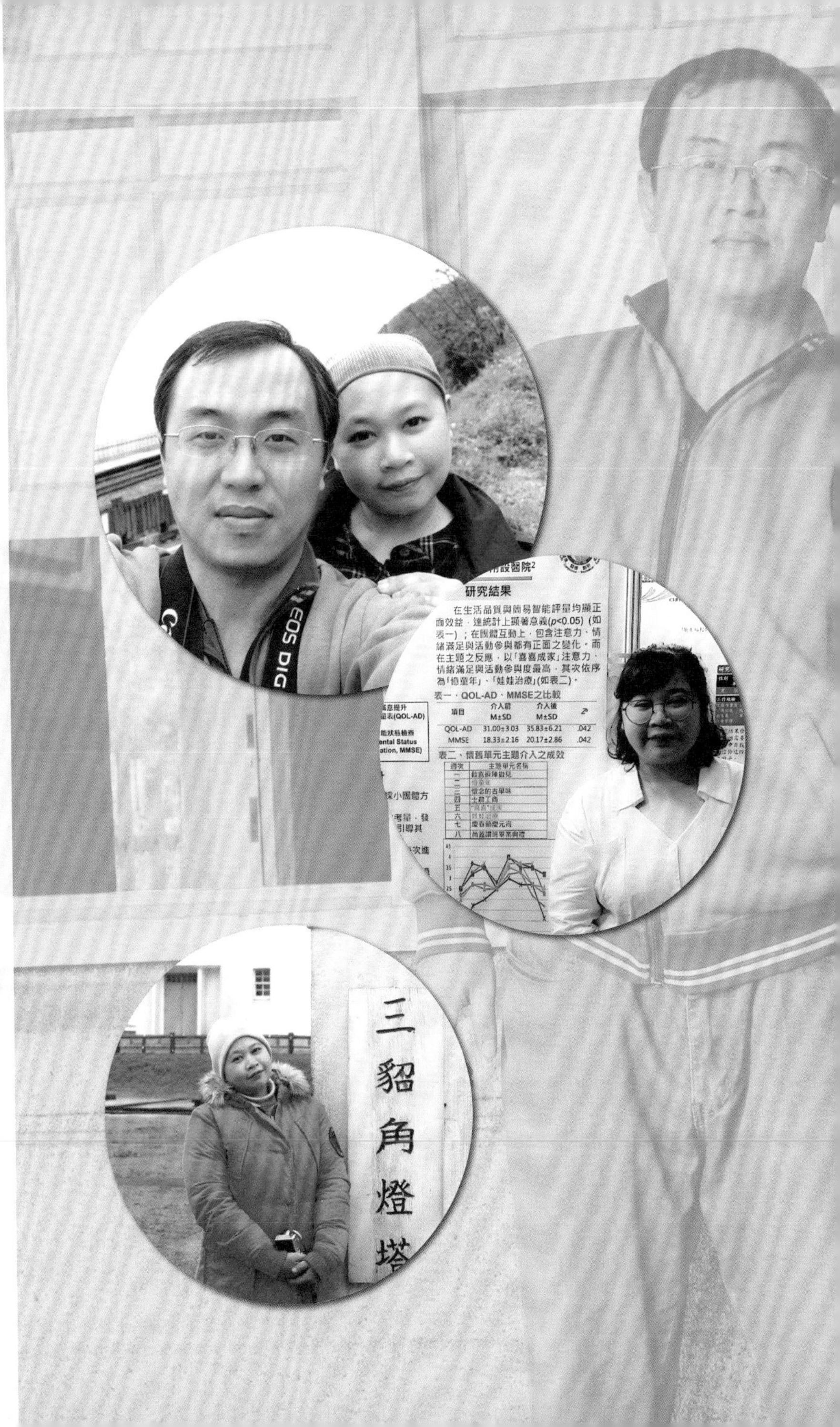

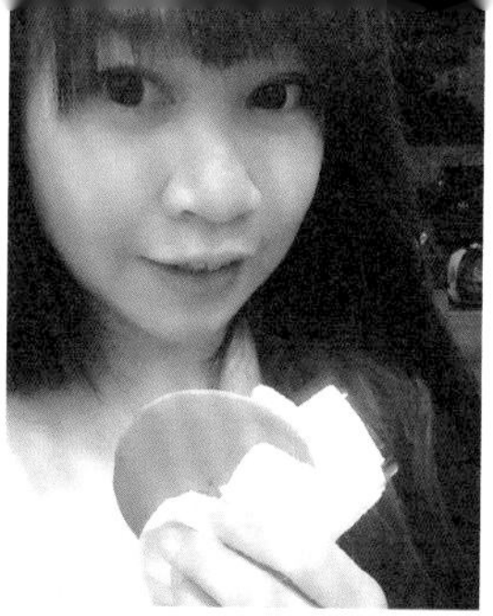

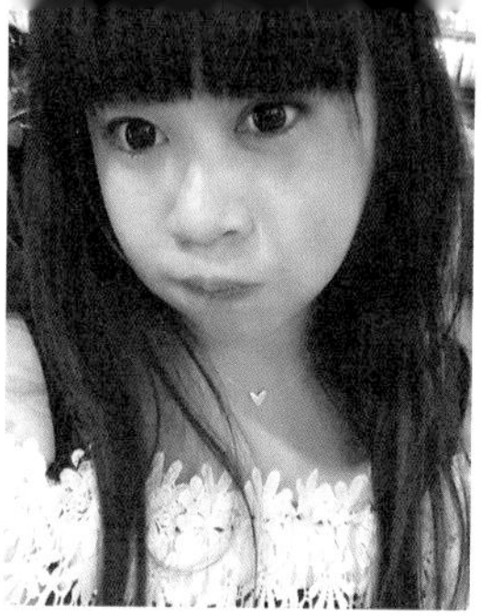

5 4 3 | 2 1

1、2、罹癌前驕傲自己一頭長髮飄逸。
3、光頭冒出細髮。
4、即將要接受移植了，感謝你的捐贈。
5、儘管住院接受化療，在體力允許下也會外出手作甜點。

正壓隔離病房阻絕我與外界接觸，窗外陽光折射進來，我卻無法感受到任何溫暖，也呼吸不到所謂的自由空氣，連塵蟎微粒子都無法觸碰我那毫無血色，青一塊紫一塊的肌膚，陪伴我的是二十四小時化療藥物pump的運轉聲。

折翼天使，被剝奪的自由

永遠記得，那天是一〇四年九月二十九日。

記憶回溯到入院前，我除了是名急診護理師外，同時也是碩士生。那時發現身上容易有瘀青，大腿也有些紅點像四點狀出血點，當時不以為意，後來下肢瘀青的情形越來越嚴重，漸漸地開始食慾減低，也曾很開心在一週內瘦了兩公斤。

後來，下肢關節劇烈疼痛，上呼吸道也有感染症狀，以為是扁桃腺腫痛，直到醫生告訴我血液抹片發現了不正常細胞，「我懷疑妳是白血病，需要住院再進一步檢查。」

老天爺對我投下了顆震撼彈，腦海裡一片空白，似乎也只能接受這個令人措手不及的意外。

對於即將面臨的化療一無所知，只知道自由將會被剝奪。

正壓隔離病房阻絕我與外界接觸，窗外陽光折射進來，我卻無法感受到任何溫暖，也呼吸不到所謂的自由空氣，連塵蟎微粒子都無法觸碰我那毫無血色，青一塊紫一塊的肌膚，陪伴我的是二十四小時化療藥物pump的運轉聲。

記得初次接受化療後，一頭及腰的長髮，總是不受控地掉落，先生知道我很在意，會用腳遮住出水孔，試圖掩蓋這個事實，但是掉髮

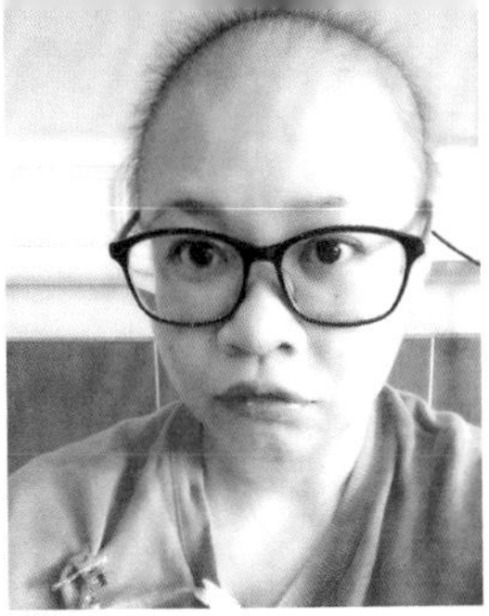
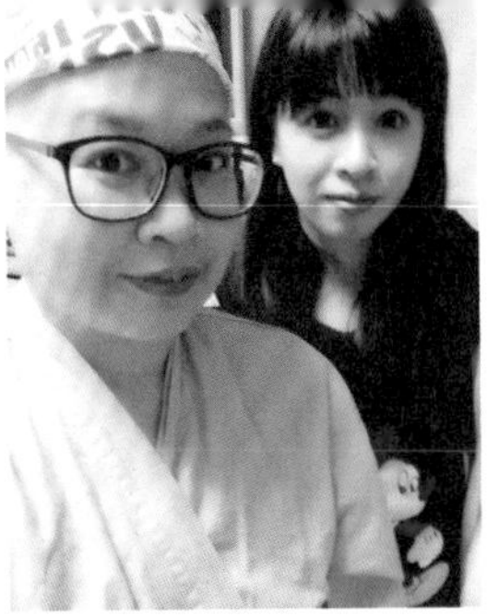
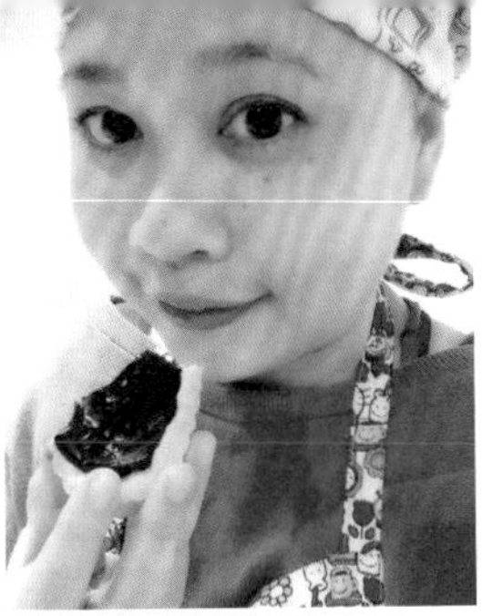

時，頭皮會有異常疼痛感，怎麼可能會不知道這一切的變化……。

面對眼前窘境，告訴自己只能難過兩天，要整理好情緒，不管身體如何疼痛難耐，或白天活動造就夜裡痛得呻吟，我都要忍住。為了不讓復學的計劃被拖延，再難走的路，也非得勇往直前，就算踏出的步伐如此蹣跚，就算彎路後的盡頭是一片汪洋大海，我也要想盡辦法克服。

再次復發，失去母親的資格

老天爺似乎很愛跟我開玩笑，我的病症——復發了。

我積極面對療程，相信休養時間結束，就可以回歸學校，以為自己打著如意算盤，時間銜接得宜，卻沒想到復學前兩個月，癌症復發了！不得已再次辦理休學，導師想為我爭取視訊上課的機會，讓我在治療期間也可以學習，不至於影響到課業，但礙於治療會耗損體力，因而作罷。

「為什麼這樣對我？我都乖乖接受整個療程了，為什麼這麼快復發？」

去年，被診斷是急性骨髓性白血病，我接受了，接受一連串治療，有七成可以治癒，沒想到我是那三成復發者之一。以為就快要可以呼吸自由的空氣，原來一切是如此遙不可及。

「怕會耽誤到療程，我的建議是不要凍卵，先進行移植，把身體照顧好，以後接受卵子的捐贈，也可以圓了妳想當母親的心願。」當下真的止不住淚水，彷彿被判了死刑般的絕望，難道連當母親的資格，都要跟著被剝奪嗎？

雖然接受了醫生的治療建議，但越靠近移植手術，越是怕得想逃避，

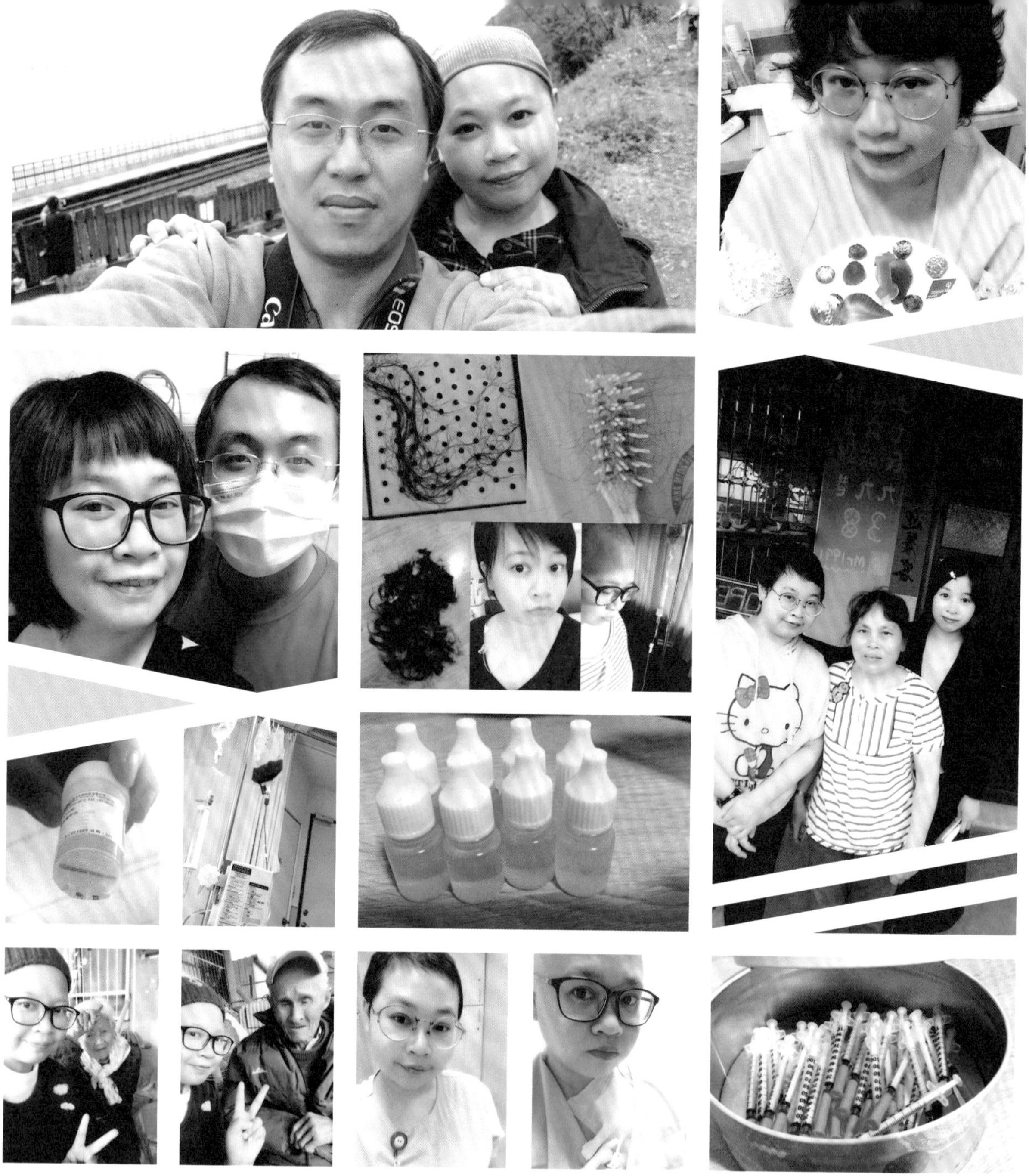

4 1
9 5 2
11 10 6
13 12 8 7 3

1、周邊造血幹細胞移植滿一年。
2、初次罹癌恢復良好的母女三人聚會。
3、移植後因排斥反應，須每天自行注射抗排斥藥。
4、移植後環島旅遊。
5、好不容易長出的頭髮，因復發化療再次掉髮。
6、移植後帶來的乾眼症，需要靠著先生每兩周抽血製成的人工血清補給乾枯的雙眼。
7、為接受周邊造血幹細胞移植而放置希克曼導管。
8、復發移植治療後，經過半年終於回到最熱愛的臨床工作。
9、初次罹癌住院接受化療，剪掉長髮。
10 周邊造血幹細胞移植輸注開始。
11 移植後骨髓穿刺切片檢查。
12、13、最愛的阿公、阿嬤。

甚至自私地對身邊的人說：「如果移植失敗了，不想再接受治療了，我累了，讓我就這樣離開也好……」

幸好，老天爺還是沒有放棄我，在最低迷的時刻，總是有人願意伸出援手拉我一把。曾在臉書上許願，如果能收到九百九十九顆紙星星就會心想事成，沒想到被聽見了。

「我會幫妳實現的！」雯妹主動要完成我的心願，於是她找了緩和安寧課程的老師以及同學，一起為我摺紙星星。

雯妹傳來的照片裡頭，除了認識的學妹之外，還有很多生面孔，他們摺了那麼多的紙星星，就只是希望我可以實現願望，心裡充滿了感謝，彷彿有了力氣面對未來的治療。

找回天使的翅膀，帶著癌友飛翔

「為何這一切不能就此打住停止？妳的緊張害怕，我都懂。」

蓮，是我在急救室遇到的一位五十歲女性，因血壓太低無法進行化療而轉入急救室。她的血管本身條件施打困難，侷限在手背、前臂外側、手腕外側僅有的血管，因為害怕疼痛而頻頻拒絕，也說之前放置人工血管時，雖然有打局部麻醉劑，但還是覺得疼痛。

「我也有人工血管，之前放置時也覺得不舒服，能明白妳當下的感受！」我安慰她。

「為什麼妳會有？」當聽見我有人工血管時，蓮的眼神透露明顯詫異。

「因為我也是血癌患者，我知道打針很不舒服，也不可能不會痛，更何況依妳目前狀況及本身血管條件，真的有種種侷限，我們只想讓妳痛一針，不想讓妳痛那麼多次。」

「可以不要打嗎？別人做化療都不需要這樣，為什麼我會這樣？」

「也許妳早已不舒服，只是沒有察覺到，治療過程總是變化莫測，都已經走到這裡，妳想要放棄嗎？」我再次安撫，「來，深呼吸。」

當我表明癌友的身分時，感覺到她已經不是那麼抗拒了，因為我經歷過，才知道痛與害怕，才可以和病患站在同一個陣線，一起對抗癌症。

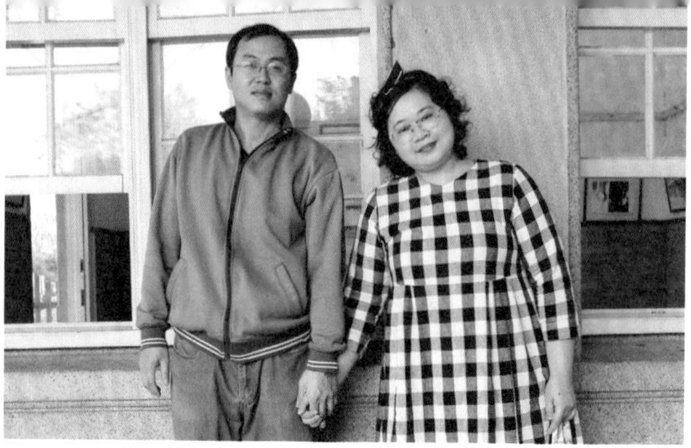

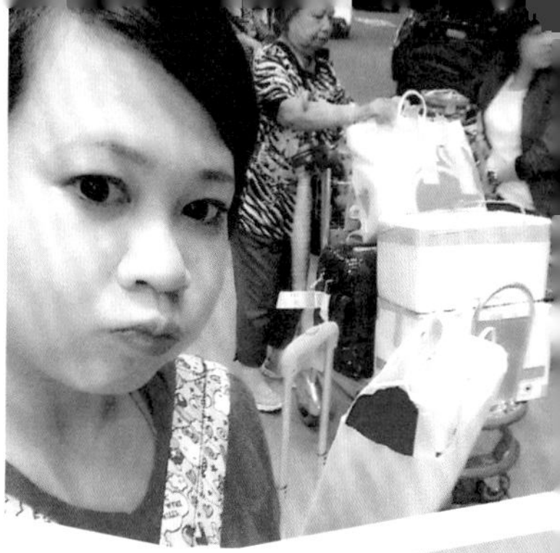

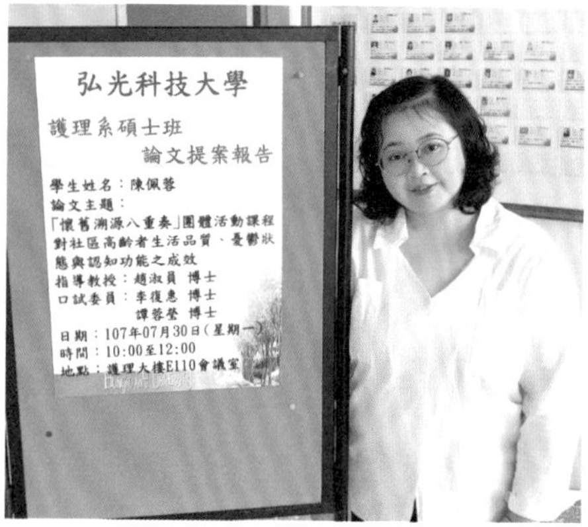
弘光科技大學
護理系碩士班
論文提案報告
學生姓名：陳佩蓉
論文主題：
「懷舊溯源八重奏」團體活動課程
對社區高齡者生活品質、憂鬱狀
態與認知功能之成效
指導教授：趙淑員 博士
口試委員：李復惠 博士
譚蓉瑩 博士
日期：107年07月30日(星期一)
時間：10:00至12:00
地點：護理大樓E110會議室

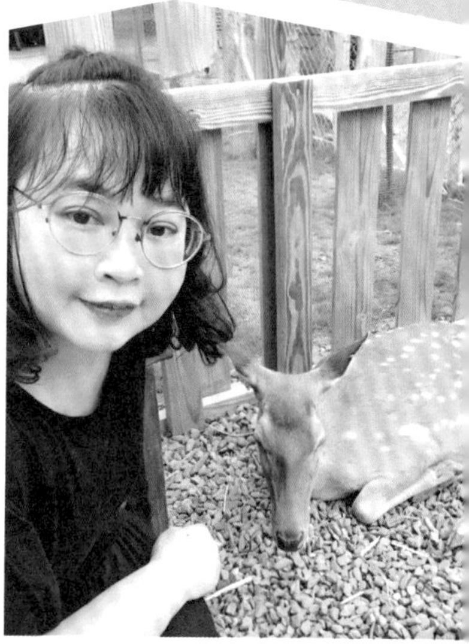

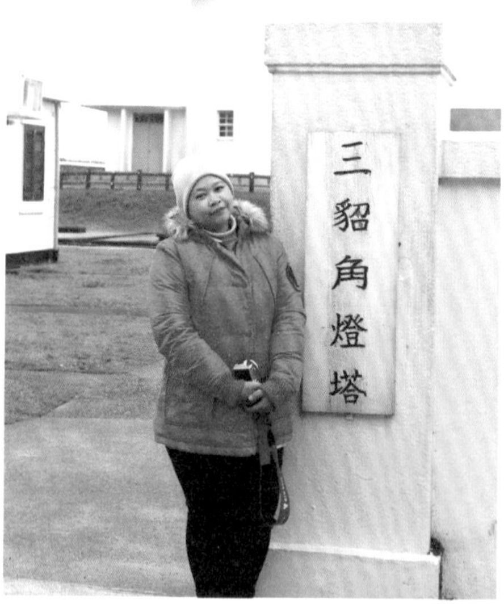
三貂角燈塔

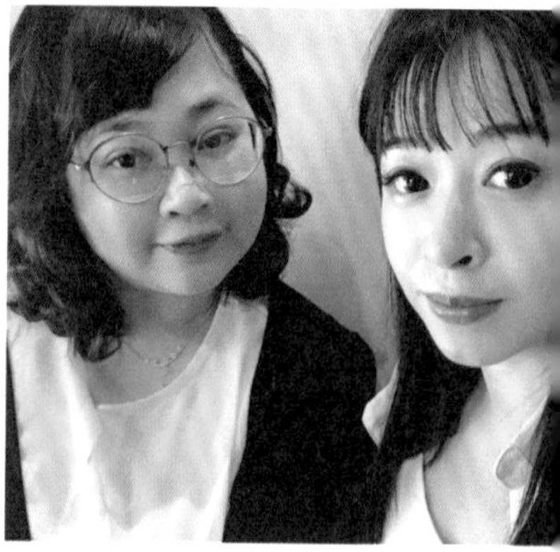

	4	1
7	5	2
	6	3

1、初次罹癌治療結束後，首次的日本旅遊。
2、與小鹿合照，但因免疫系統較弱，我需要保持距離。
3、因為有你，我才得以重生。
4、鶼鰈情深。
5、近期目標努力完成論文。
6、化療後體力恢復，可以到比較遠的地方散心。
7、無論是生病、復學或回歸到臨床工作，這趟旅程感謝一路有你的陪伴。

鶼鰈與情深，我懂你的痛苦！

Don't be afraid of the dark. Only in the darkness can you see the starts.

—— Martin Luther King Jr.

我希望，處於黑暗生活時，我能不害怕，才能看見最耀眼的那顆星星引領著我。

——馬丁・路德・金恩

「曾經想過要放開你的手，因為不想你一起跟著痛苦……」

感謝先生對我的不離不棄，從患病那一刻起，總是從竹南搭火車到台中，背包裡裝滿乾淨衣物，只為了陪我度過夜晚的煎熬，凌晨五點再起床去上班，從不間斷直到現在。

他默默承受生活對我們的衝擊，也承受著因病痛而發脾氣的我，有時得想盡辦法逗笑我；有時得被呼來喚去，盡可能滿足我的要求，做到有求必應。

這幾年一直處在暗無天日的生活，但因為與他相伴走過，讓這段灰暗的回憶增添了一點色彩。

我的鶼鰈與情深，幫助自己走出癌症的苦痛，現在也要將這份美麗的祝福，傳遞給你！

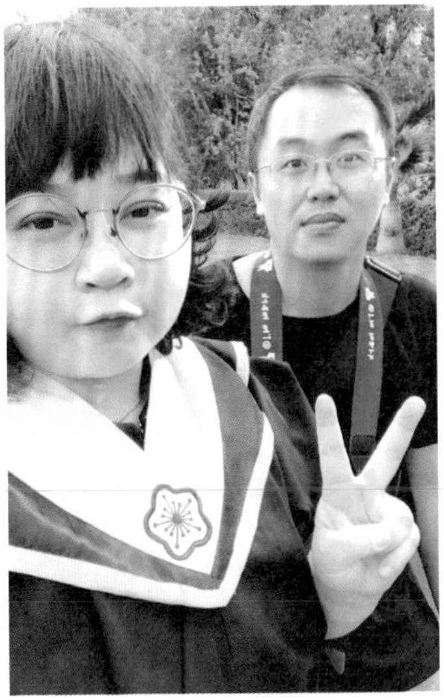

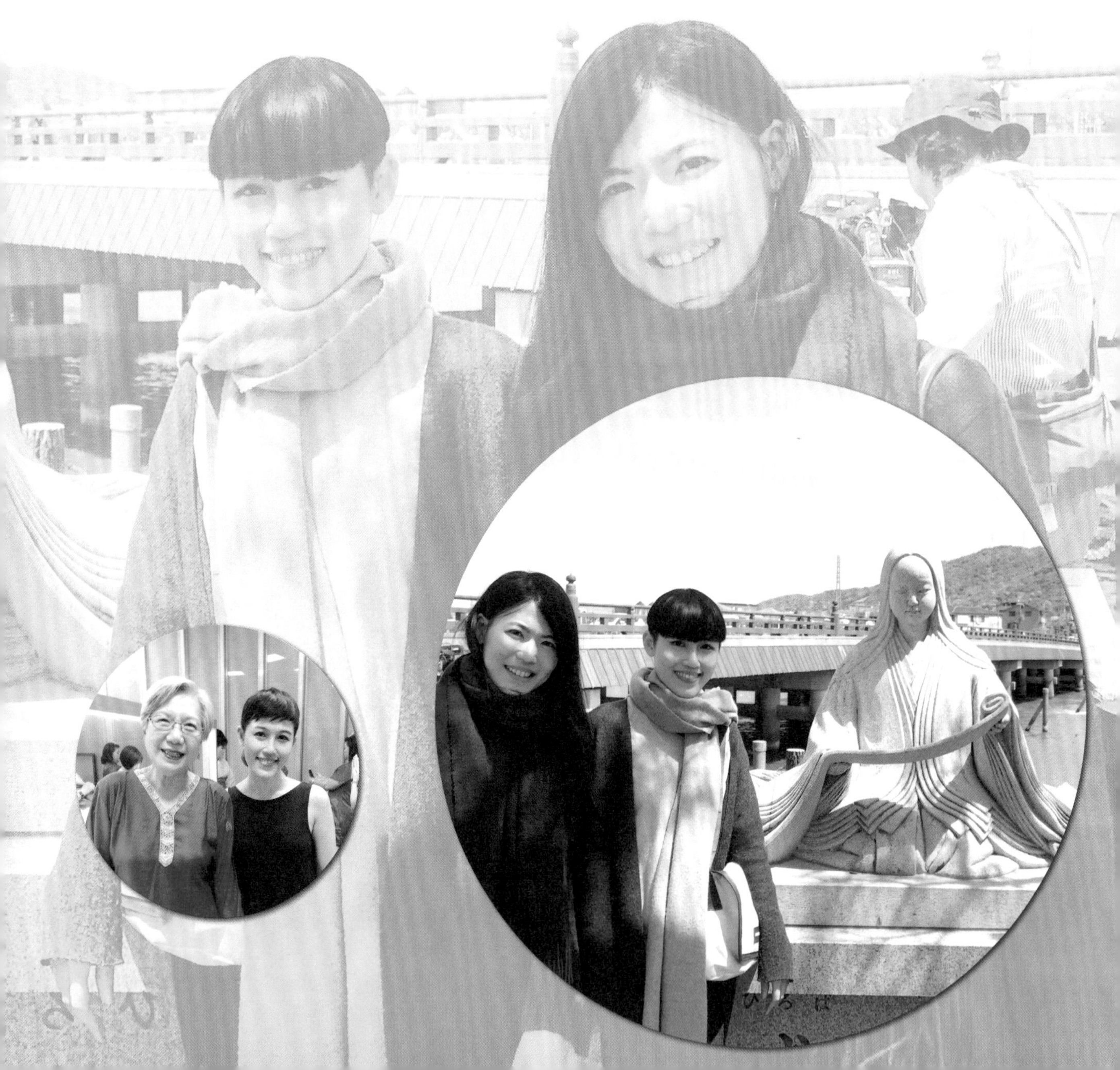

06

米娜的花漾女力

面對癌症，妳永遠不是自己一個人！

——潘怡伶

乳癌

診斷時間：103年3月

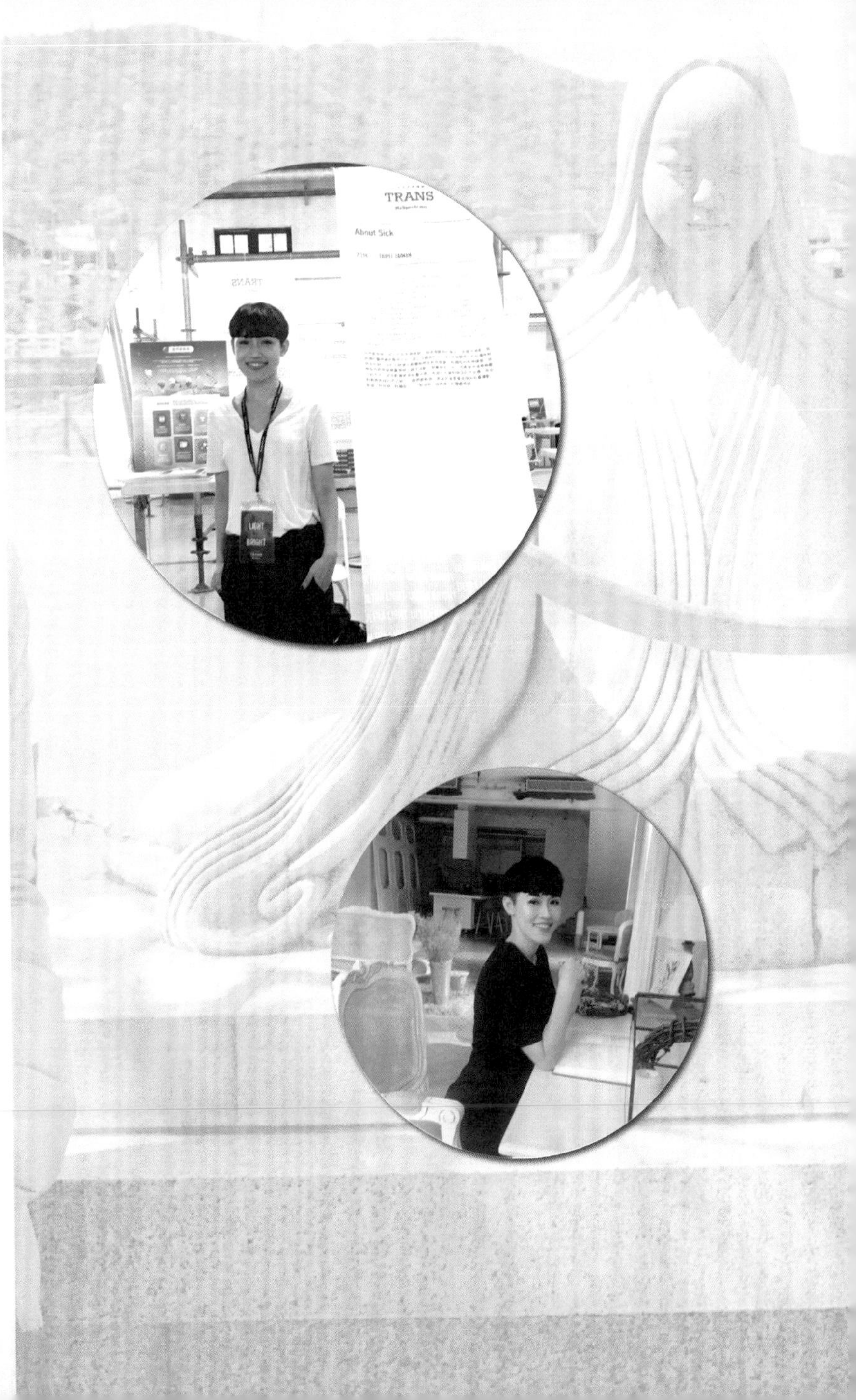

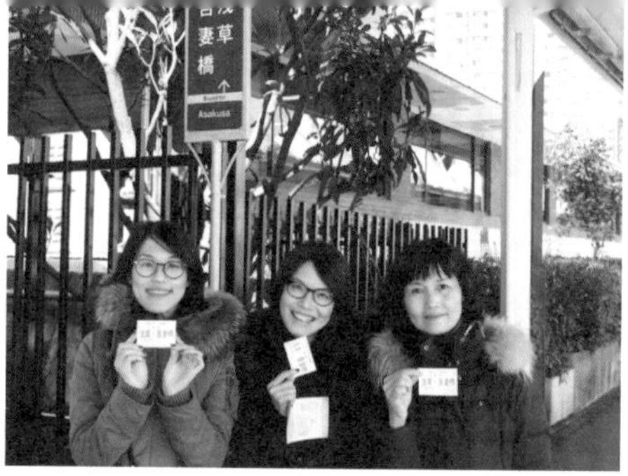

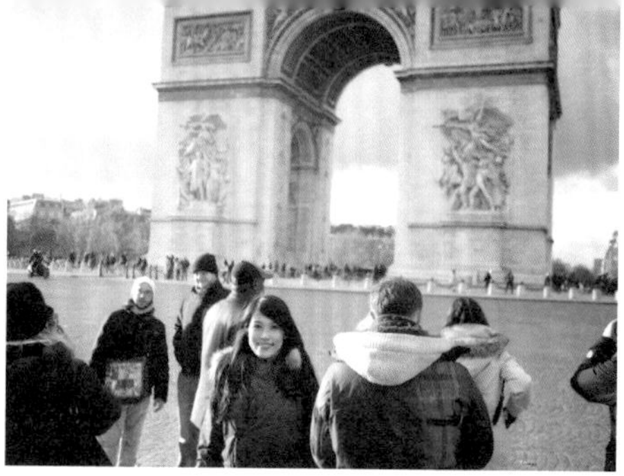

「恭喜！新婚快樂！」四個月前的婚禮還歷歷在目，穿著漂亮婚紗走過紅毯，在大家的祝福聲中，一步步邁向人生下一個階段。

「之後的治療，預計要施打十二次的化療藥物，以及兩年的標靶藥物。」諷刺的是，四個月後，我換穿著病號服躺在病床上，仔細聆聽醫師的治療計劃，面臨未知的未來。

人生新階段，兩種截然不同的身份

三十二歲那年，我的人生剛剛進入下個階段，還在適應已婚的新身份時，就拿到一張重大傷病卡：乳癌一期，被強制加上另一個新身份——癌症患者。

當我在洗澡時摸到一個小小的滑動硬塊，心裡出現了警報聲，選擇立刻到醫院檢查。

「看起來是良性腫瘤，不過我們再進一步檢查看看。」為了讓我放心，第二次檢查還做了穿刺，沒想到獨自回診的時候，醫生卻告知是惡性腫瘤。

癌症這個選項從來不會出現在我的人生中，沒想到它卻找上了我，這個消息讓我太過震驚而沒有任何真實感，只能楞楞地聽醫生說著治療計劃。

「進入治療期間，化療藥物的副作用，可能會讓妳至少兩年，也可能更久都無法懷孕了。」

直到醫生提到可能不孕，內心才浮現一股真切的恐懼感，再也無法保持冷靜，癌症把人生規劃全按下了中止鍵，不論是明天的工作、

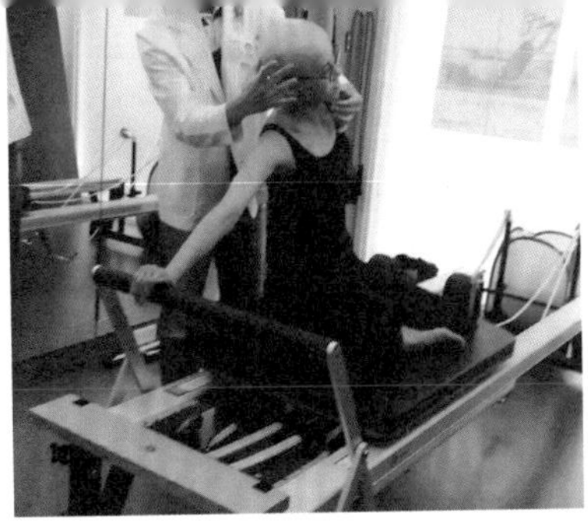
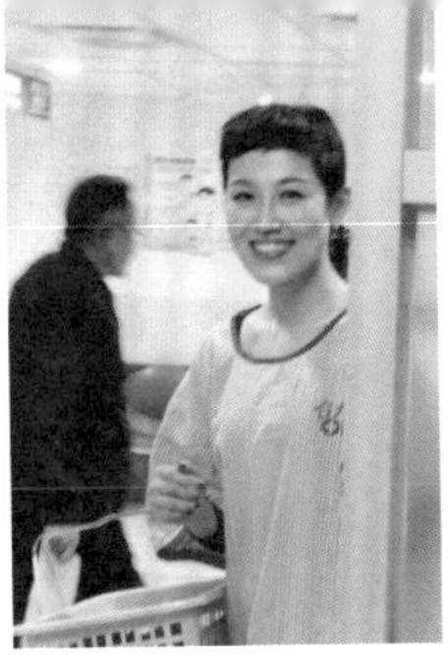
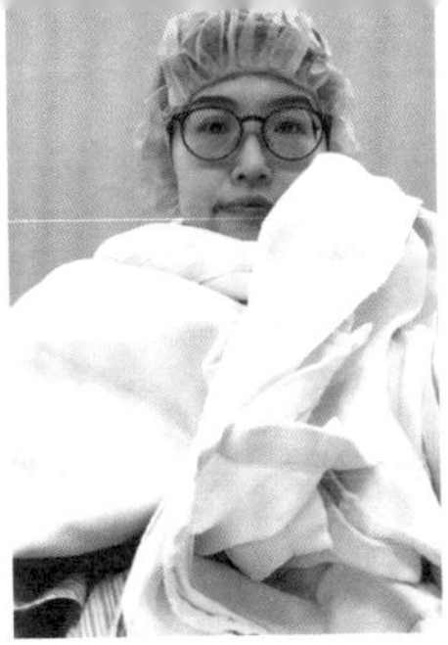

5 4 3 | 2 1

1、2、罹癌前的旅行。
3、等待手術。
4、年度檢查。
5、接受物理治療師的指導。

週末的計劃，甚至是身為女性最基本的權利——懷孕，都硬生生地被打斷。

恐懼的不是治療，而是未知

對我而言，害怕的不是生理上的痛苦，而是面對未知的恐懼。沒有人可以百分之百告訴妳痊癒了，也無法掌控未來的走向，這種壓力總是令人喘不過氣。

我們都知道化療會掉頭髮，身體會變得虛弱，只能做足心理準備，然而最難以克服的，還是復發和癌細胞轉移的可能性，不知道自己還剩下多少時間。

「妳別害怕，我會陪妳完成整個療程的。」先生在治療期間，一直支持著我。

一開始，罹癌讓我感到害怕和不安，隨著治療邁向後期，也了解許多醫療知識，心情越來越穩定，非常感謝家人，給了我很大的空間與尊重，因為對於患者來說，過度關心反而會帶來極大的壓力，更不用說來自四面八方的建議了。

罹癌之後，很多想法都改變了，當妳直接面對生死，腦中跑過一陣人生跑馬燈，過往的日常瑣事都成了過眼雲煙。

「過去到底都做了哪些事？生命中是否有未完的遺憾？」我忍不住幫自己前三十年的人生梳理一遍，才發現還有好多事情沒有完成。

年輕癌友，看不見的需要

後來，慢慢認識了很多罹癌的朋友，有些跟我差不多年紀，有些年紀較長，看到很多人完成治療之後，也開始幫助其他人，不論是在

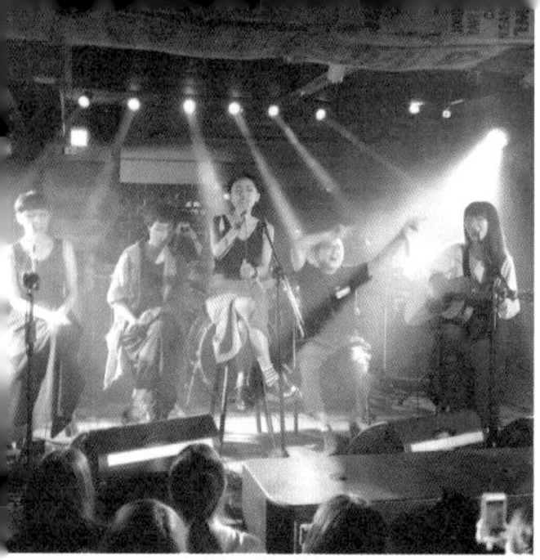

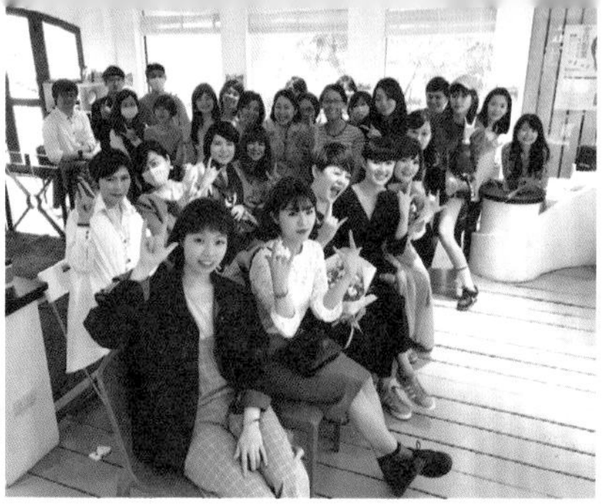

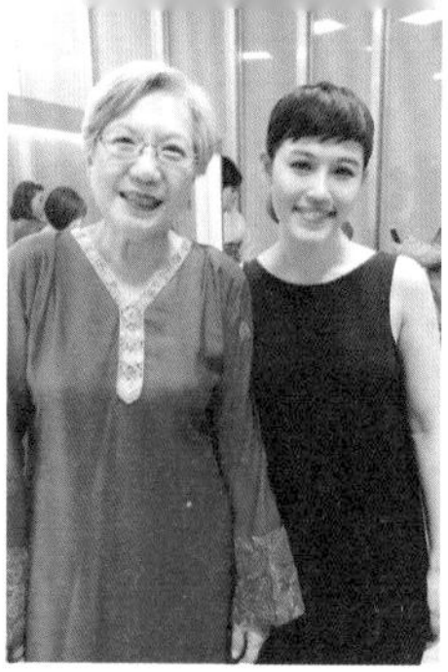

醫院擔任志工，與基金會合作幫忙徬徨的病友，接著，這些被幫助的人也回過頭再幫助其他人。

當我看到這些良善的循環，也開始思考現在的自己可以做些什麼？

「我要把這些正確的資訊，分享給其他有需要的乳癌姊妹。」治療過程中，加入乳癌相關的活動，發現參加的年輕癌友非常少。

其實，年輕癌友是一個很特別的族群，我們要面對的問題與年長者有所不同，以乳癌為例，年輕患者也許未婚、新婚，甚至是在懷孕中發現罹癌。

她們大多都是家中的經濟支柱，每天忙於工作、家庭，還要跟疾病對抗，在這樣的高度壓力下，就會產生心理疾病。

於是，我將治療的心路歷程在網路上分享，寫下乳癌患者常遇到的凍卵、重建問題，希望可以協助跟我一樣罹癌卻徬徨無措的年輕患者。

花漾女孩，相互扶持

「雖然對於治療一直沒有信心，也感到很害怕，但是看到妳常常在網路上分享自己參加過的活動，看見妳現在過得那麼好的模樣，讓我稍微對未來有了些希望，妳的存在，對我來說就是一種鼓勵。」聽到這段話的時候，讓我深有感觸，原來認真的生活，對其他同樣罹癌的病友也是一種鼓勵。

為了可以鼓舞到更多人，我成立了「花漾女孩」，全國首個專為年輕乳癌患者打造的支持團體，在這個社團裡，會遇到跟自己有著相同困擾、遇到相同難關的人，在交換療程、抒發情緒的過程中，她

654 | 321

1、帶我進入廣播界的廣播陶曉清老師。
2、有病講座。
3、「有病人參音樂會」演唱會照。
4、有同理念的夥伴。
5、講座主持。
6、「我們都有病」參展。

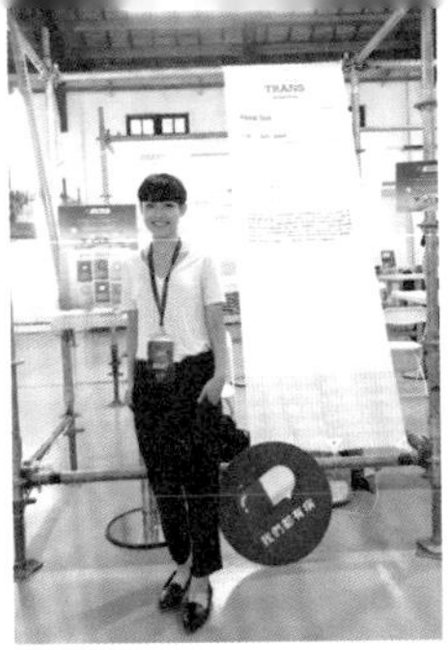

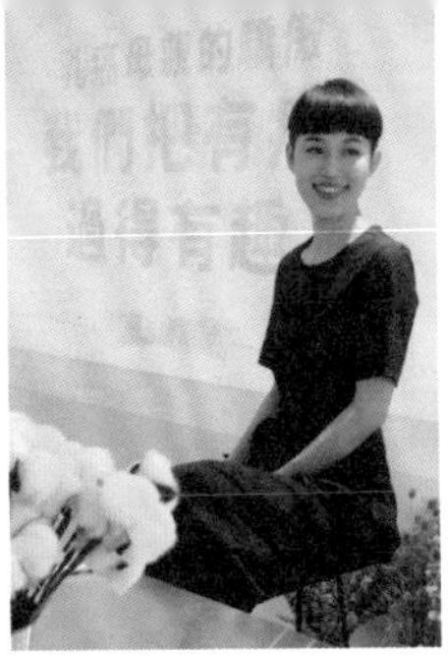

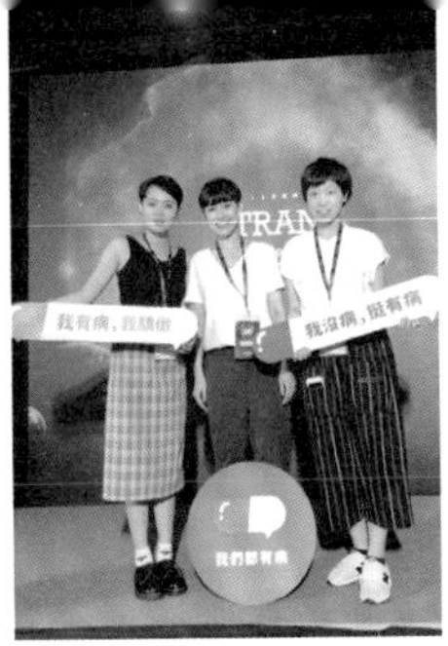

們會知道這個世界的每個角落，每個人都在為自己、為家人努力生活著，她們並不是一個人。

曾經有位女孩告訴我：「即使只是一份少少的稿費，也讓我在跟朋友相處的時候，不會感覺自己是個沒生產力的人。」

很多年輕病友因為治療，只能暫停工作，卻得面臨無法再次回到原本職場的窘境，頓時失去了人生目標，如果她們可以找到自己另一個專長用以維持生計，對心理方面的預後很有助益。

當我看著每個女孩的回饋，心裡油然生出一種責任感：「我要對進入社團的每一個女孩負責，讓她們不只可以緩解生理上的苦痛，也可以抒發悲傷情緒，讓這裡成為乳癌女孩們的避風港。」

人生是本有溫度的書

If your life were a book and you were the author, how would you want your story to go?

——Amy Purdy

偶然在TED看到一段演講影片，主講人Amy Purdy，喜歡滑雪的她在十九歲時，因為一場疾病失去雙腳，只能戴上義肢，消沉之後選擇重新站起來，不因殘疾而感到失意，努力與義肢和平共處，最後榮獲殘障奧運滑雪板女子金牌。

「如果妳的人生是一本書，而妳是作者，妳希望故事怎麼發展？」在治療期間一直問自己的一句話！

我的回答是：「我想在生活中努力過好每一刻，盡我的能力去幫助更多人。如果我的人生是一本書，我希望是一本讓人感受到溫暖的書。」現在，就邀請您一起閱生命這本大書……。

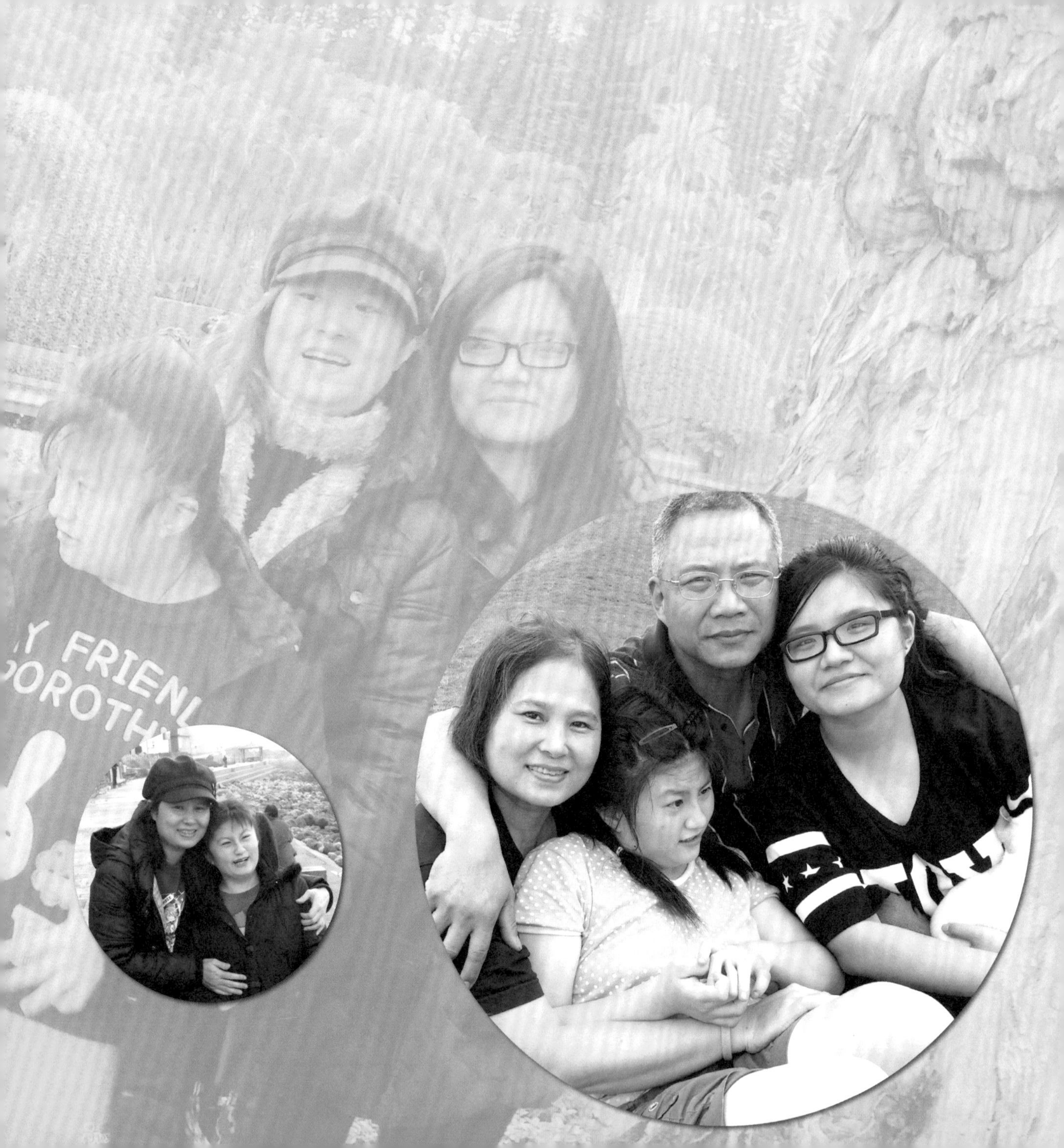

07

天使陪伴找回幸福人生——林彥伶

生命可貴，懂得愛自己，步調變慢，把握當下。

腦瘤、肺腺癌
診斷時間：102年9月

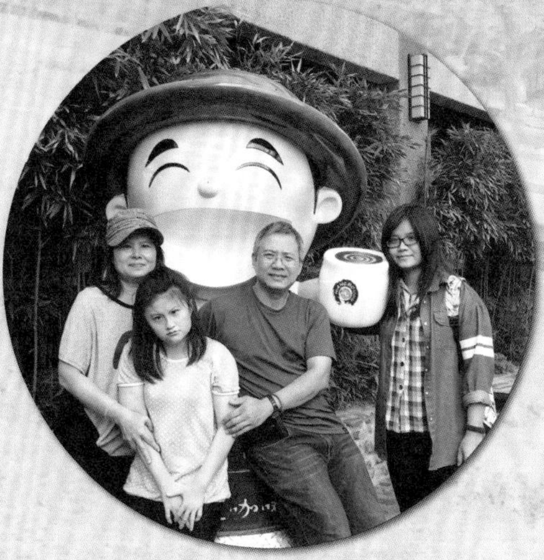

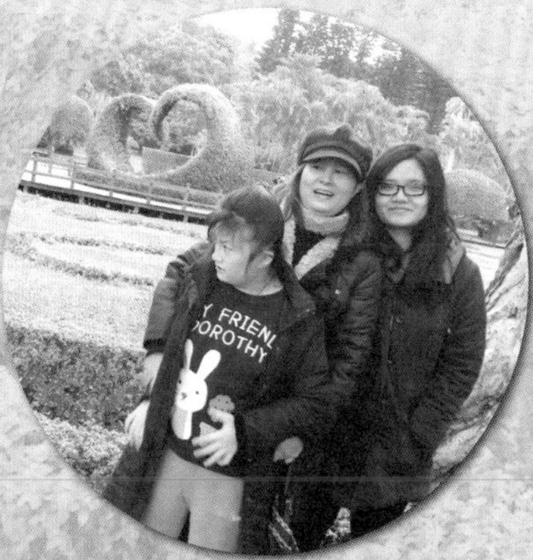

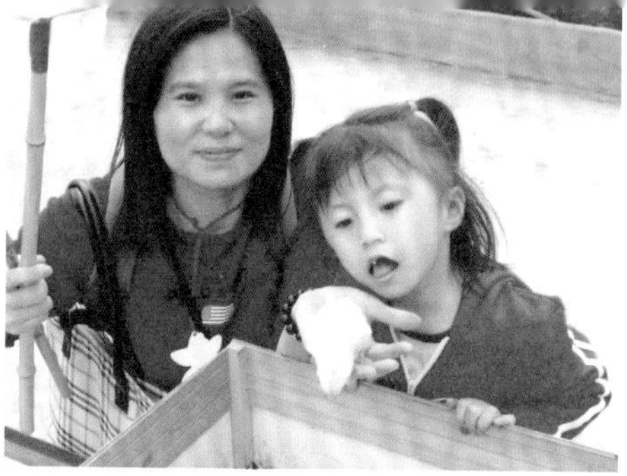 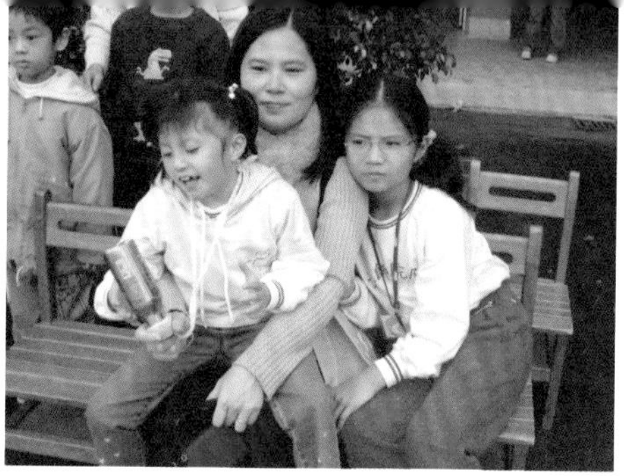

「只要切除就可以了嗎？成功率怎麼樣？」我著急的問。

「成功率……，只有六成，我必須告訴妳手術的後遺症，可能會影響到感覺神經，導致右半身麻痺，右腳可能無法走路，甚至也可能癱瘓……」當下聽到這個消息猶如晴天霹靂，讓我幾乎招架不住。

不聽使喚的右腳，癌症找上門

「阿娘！阿娘！」綺綺抱住我的脖子親暱地叫我，不太能說話的她，只能用這個方式來表達她的愛。

「媽，工作不要太累，要適當休息，我買了機票，你們出國好好放鬆一下！」大女兒工作後，就不希望我太勞累了。

看著眼前長大的兩個女兒，想起那段灰暗的記憶，才知道生命的美好價值，感謝家人和朋友的陪伴，讓我重新找回幸福及對生命的期待。

九十九年，一次開車上班的途中，發現右腳突然不聽使喚，煞車時誤踩油門，差點釀出車禍，當下浮現一股不好的預感，懷疑自己是不是要中風了，於是趕緊到台大醫院掛急診做檢查。

「要盡快開刀切除腫瘤，不然妳會有生命危險！」醫生指著報告說頭部有顆腫瘤，很接近腦中心的部位，要求馬上住院。

「只要切除就可以了嗎？成功率怎麼樣？」我著急的問。

「成功率……，只有六成，我必須告訴妳手術的後遺症，可能會影響到感覺神經，導致右半身麻痺，右腳可能無法走路，甚至也可能

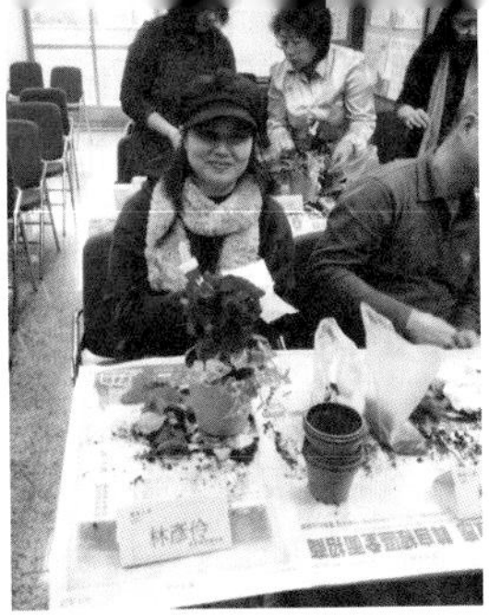

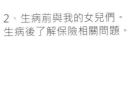

3 | 2 1

1、2、生病前與我的女兒們。
3、生病後了解保險相關問題。

癱瘓……」當下聽到這個消息猶如晴天霹靂，讓我幾乎招架不住。老天爺似乎一直跟我過不去，小女兒——綺綺，一出生就罹患「天使症候群」的罕見疾病，生活完全無法自理，甚至不會說話，讓我的人生受到莫大的挫折與無奈；現在，命運再度跟我開了一次玩笑，「為什麼又是我呢？」

「不管怎麼樣，就算以後不能走也沒關係，我都會照顧妳。只要還活著，一切都不是問題，放心去治療吧！」當我無法接受這個噩耗，前夫卻鼓勵我。

這段話讓我好感動，原來幸福依然在我身邊。同時告訴自己：「為了家人就賭這一次吧！要心存感恩，不能氣餒！」老天爺一定知道我的責任未了，我得更堅強面對挑戰！

雙重打擊，女兒是治療的原動力

開完刀後，高興之餘，醫生又帶來一個慘忍的消息：「從腫瘤切片結果得知，原來我罹患的是肺腺癌第四期，腫瘤已經轉移到頭部。」當下心情又跌到谷底。

「我沒有任何不良嗜好，怎麼會得肺腺癌末期？」每天拼命工作，只是要讓女兒能夠過好日子，為什麼我的人生這麼悲慘？

「可能是太過勞累所致。」醫生回答我。

癌症末期了，是不是代表我的時日不多了？難道之後只能躺在病床上嗎？家裡的經濟狀況並不容許我臥病在床，種種問題使我崩潰大哭，根本聽不進醫生的囑咐，整個人六神無主，完全失去了信心且充滿無力感。

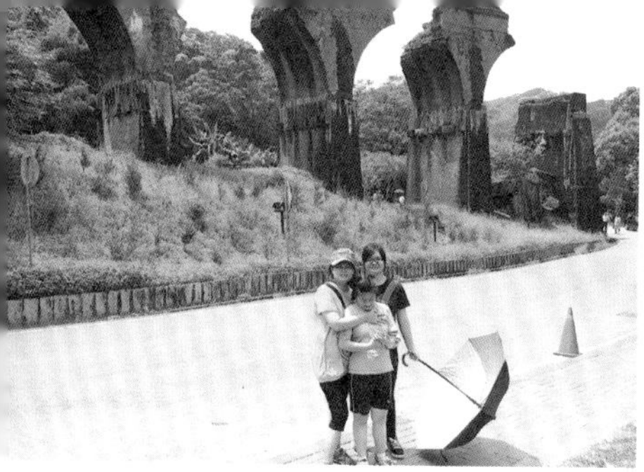
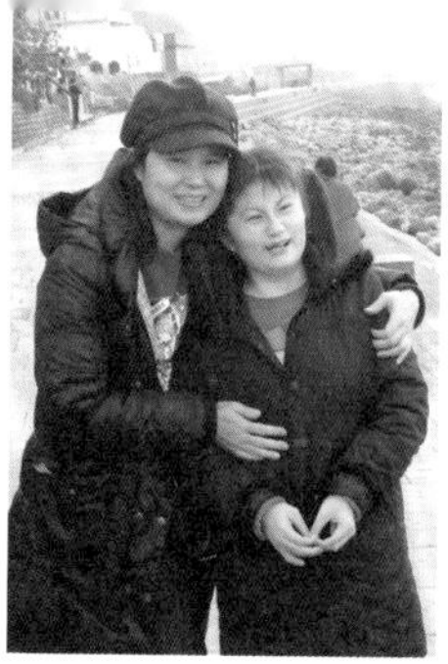

1、2、3、4、5、6、7
生病後旅遊照。

一想到正在聯考中的女兒，以及身障的綺綺，只能告訴自己不能怨天尤人，這種時候沒有人可以幫妳，只能靠自己克服，不能就這樣留下兩個還未成年的孩子離開人世。

她們是我的原動力，於是決定勇敢面對事實，再次接受手術和往後的治療。

療程開始後，副作用就一一產生，噁心、嘔吐、掉髮、嘴破、味覺改變、抽筋，這些副作用衍生的痛苦，讓我快要撐不下去，但是為了家人，只能含著淚水、咬著牙，逼迫自己想盡辦法撐下去。整個治療結束後，消瘦將近十公斤，也因為腦部開刀的關係，導致話都說不清楚、無法走路，腦筋也不靈活了，記不起以前很多事情，讓我有一段時間相當沮喪。

我怨過、也恨過，為什麼老天這麼不公平，我的生命中已經遭受一次創傷，為什麼又要重創第二次？那時有很長一段時間自閉在家，不願意跟人見面，甚至想過和綺綺吃安眠藥，一了百了。當我萌生這個念頭時，綺綺似乎感覺到了，她哭著叫了我一聲「阿娘……」，我看著她流下了眼淚，這個孩子是我懷胎十月生下來的寶貝啊！怎麼忍心帶著她走，我要好好照顧她，不可以被病魔打敗！

全心全意照顧自己，找回幸福人生

過去的我，是個好強、熱愛工作，很少休息的人，突然間，沒有了生活動力與目標，當下不知道該如何是好。「妳就當作是自己提早退休，妳以前過得太辛苦了，上天這是要讓妳休息了。」朋友開導我。

「妳是一個勇敢的媽媽，一定行的！」家人也經常鼓勵我，要我對

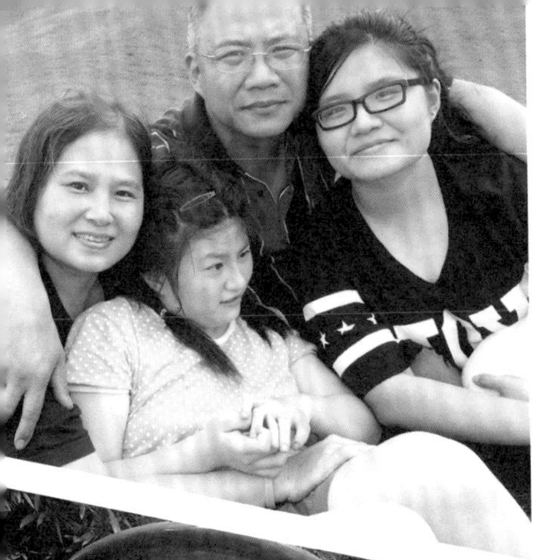

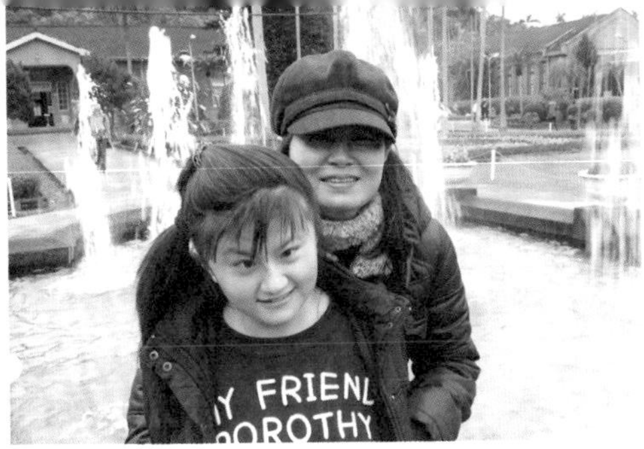

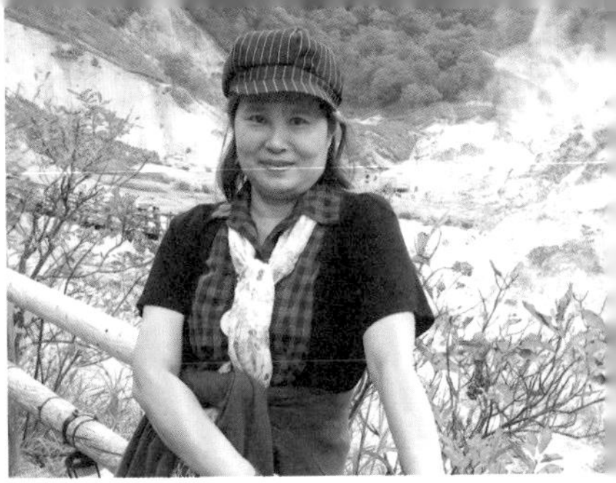

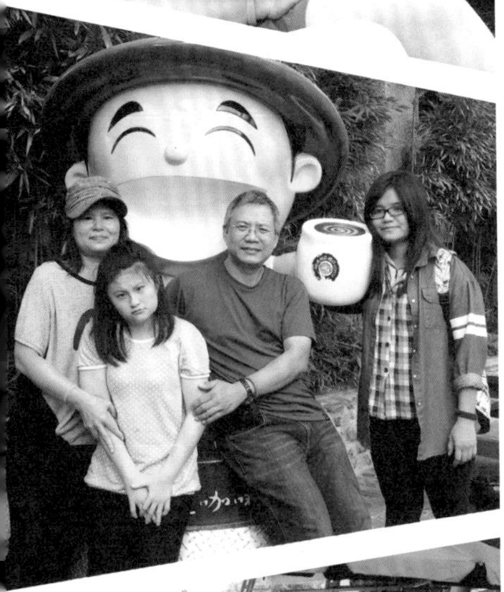

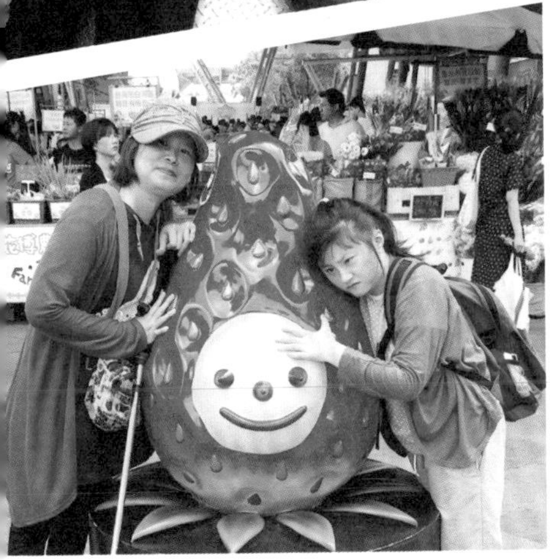

自己有信心。雖然體力各方面都大不如前，也要為了家人振作起來，用堅強的意志力戰勝病魔。

凡事有捨才有得，為了可以全心全意照顧好自己，讓自己盡快痊癒，於是把身障的女兒送往陽明教養院安置，讓她受到最好的照護，對於小女兒的不捨和思念，難以用言語形容。

此後，開始認真復健，希望趕快痊癒，可以早點接小女兒回家，雖然還是無法跟一般人一樣正常行走，就算醫生也跟我說沒辦法完全好了，我也無所謂了，只要能跟親人團聚，就感到萬分滿足。

一個人生病，全家受折磨。還好上天還是眷顧我的，在得知我生病的消息後，前夫不離不棄，無怨無悔地照顧我、鼓勵我，也照顧著兩個女兒，經常在家裡、醫院、工地三邊來回跑，聽到腦部手術成功時，甚至落下了男兒淚。

這段時間，我才發現我是幸福的，多謝前夫和女兒的陪伴，給我極大的力量，讓我有勇氣去面對癌症。

未來的日子裡，我會用一顆感恩的心看待這個世界，以正面的態度面對所有的恐懼，忘掉過去的不美好，迎接充滿希望的未來。

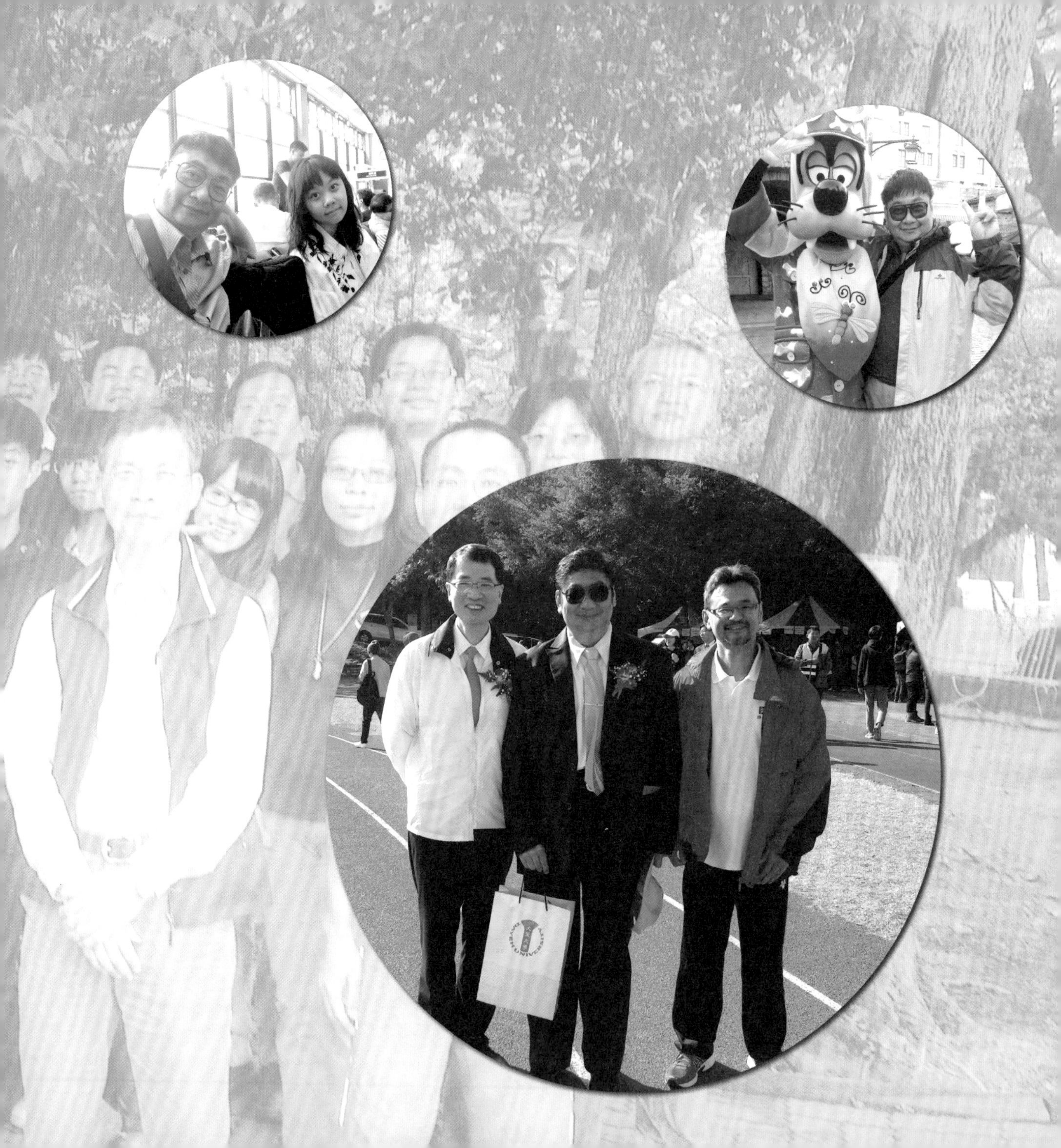

08

無悔人生的圓夢使者

癌細胞教我的事，每天都要說我愛你！

——伍釗宏

直腸癌
診斷時間：104年4月

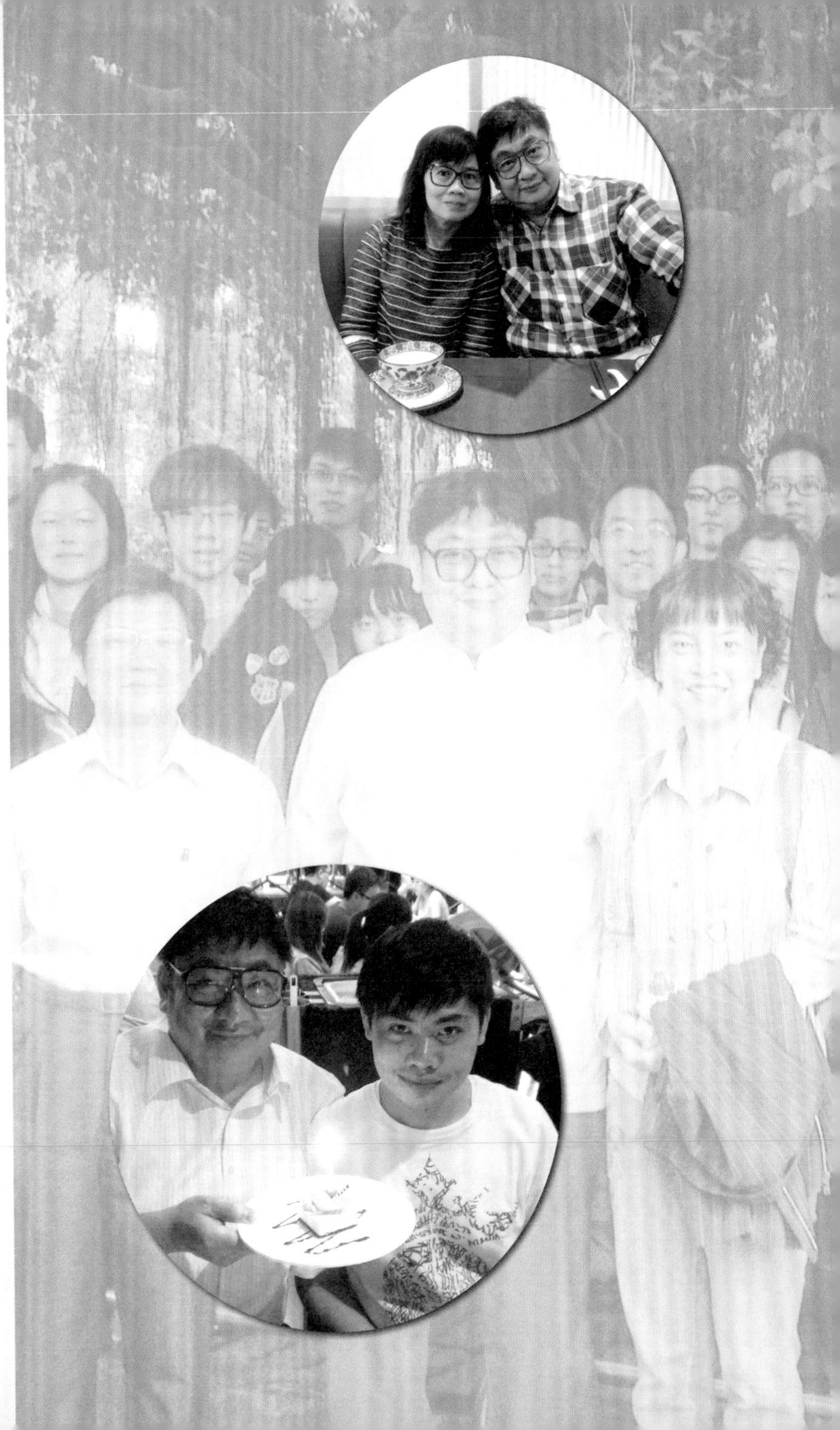

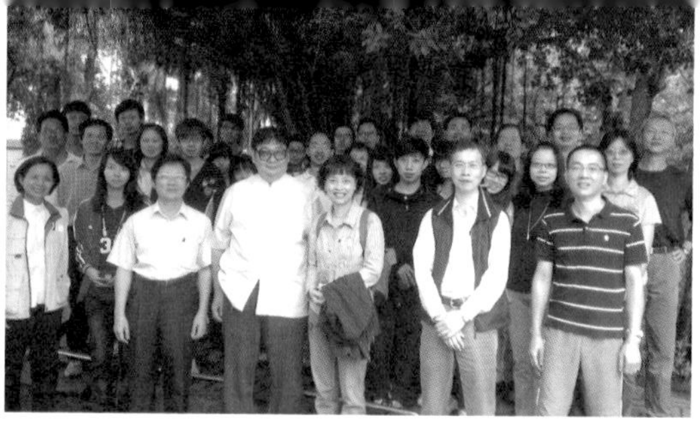

4 3 2 | 1
5
6
7

1、擔任員林農工家長會長歡送全國農經技藝競賽選手。
2、與員林農工參加全國高中職全國大露營。
3、生病前為兒子慶生。
4、為全國大露營到東港海事學校考察。
5、致贈員林農工即將退休學務羅志福主任紀念品。
6、到員林新賢書院祈福包高中儀式。
7、生病前日本旅遊。

我永遠記得那天是四月十一日，醫師宣判罹患直腸癌四期，他詳細告訴我腫瘤多得如葡萄串，最大顆約有六公分大，而且已經穿出腸管外，肺部也有一顆白點，頓時腦中一片空白，沉默了一會。

老天爺給的新任務

至今還是認為罹癌是老天爺設下的人生新任務。

我的人生一晃眼度過了五十年，沒有大富大貴卻也衣食無憂，有餘力時奉獻一己之力參與公益，生活滿足喜樂，然而這一切卻在民國一〇四年發生劇變。

曾經因為脂肪肝和血紅素不足而被婉拒捐血，內心一直充滿疑惑，趁著妻子車禍複診的時候，順道請醫師幫我開立糞便潛血檢查。一週後回診拿報告，醫師面有難色地說：「檢查結果是3+，糞便中的含血量很高，我幫你轉到大腸直腸科再詳細檢查。」

「我還能活多久？」回過神問。

「你要開刀嗎？」陳醫師問。

「要，不然我來幹什麼？」

「什麼時候？」

「下星期。」

「我只有星期一和星期三開刀，你要選哪天？」

「星期一。」

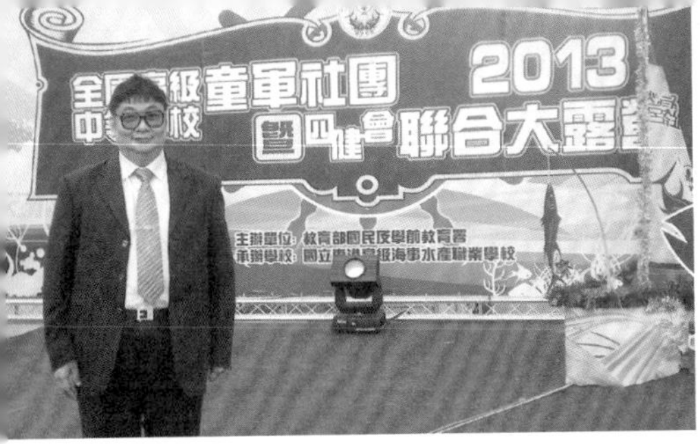

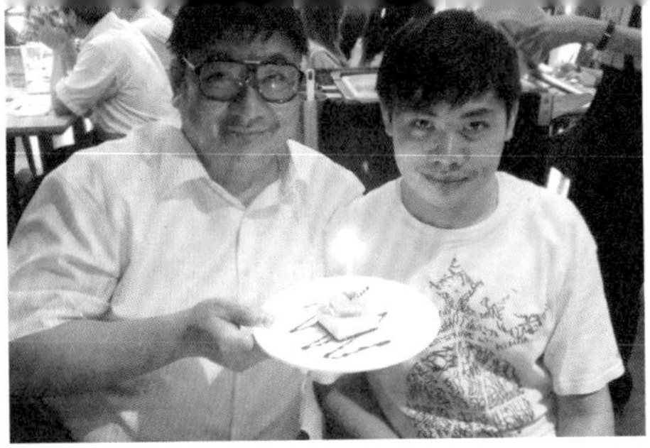

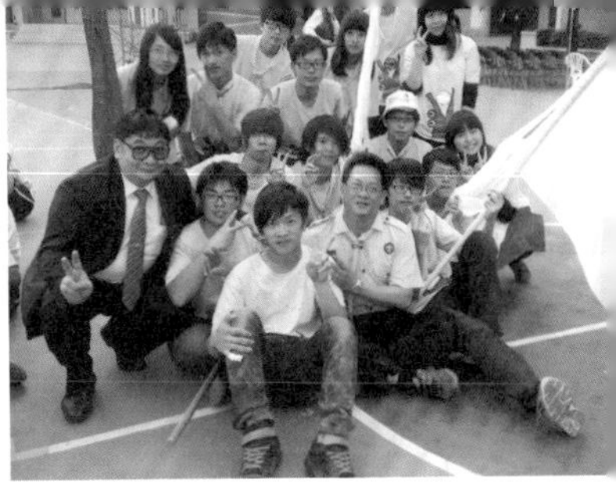

走出診間的那刻，一陣天旋地轉，恍若世界末日。我不了解癌症，也不知道會活多久，隔天就通知保險公司，讓妻兒事先了解理賠的相關事項，也把之後的事情交代好，當時想著，如果有什麼三長兩短，便不會措手不及。

確診就像被宣判死刑一樣，覺得自己快要死了，連身後事都交代好了。我冷靜下來後，想到二舅當年得了腸癌卻誤信偏方、延誤病情，導致腫瘤迅速惡化而過世，心想一定要配合醫生的治療，至少要活到看見兒女成家，也算作為人父的責任。

戰爭開始，戰友不離不棄

備戰模式啟動：戴上塑膠手環、抽血、聽護理師說明、預約看護，當晚禁食及喝瀉藥。

等待開刀的時間特別漫長，在護理師的帶領下，經過原本熱鬧的候診區，自己是要奔赴沙場的戰士，沿路有百姓為我加油。真正躺在手術台上，腦中只剩下一片空白，隨即便昏睡了過去，醒來之後身上多了個臨時腸造廔口，而直腸則切除得只剩下六公分。

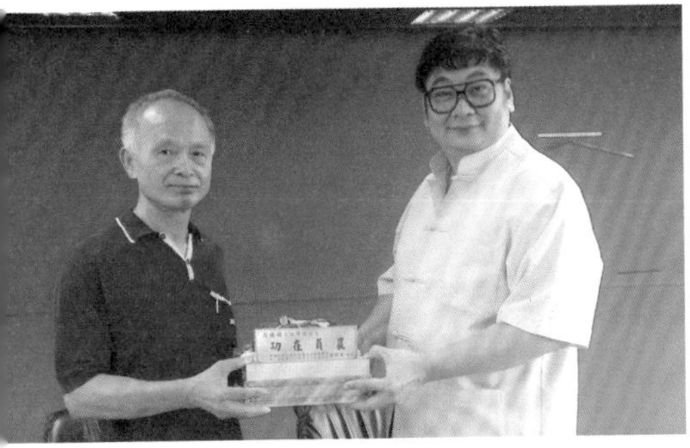

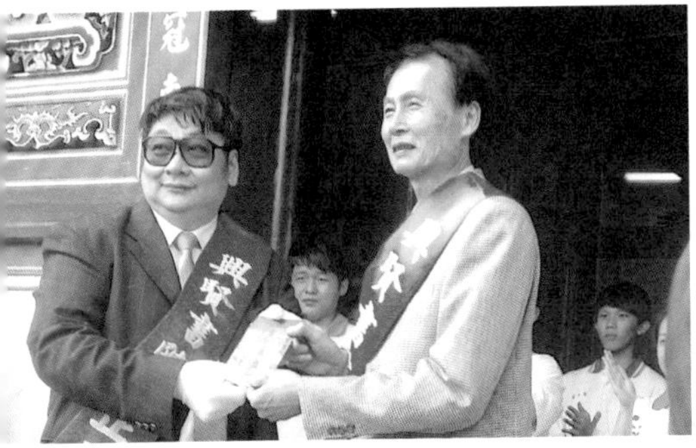

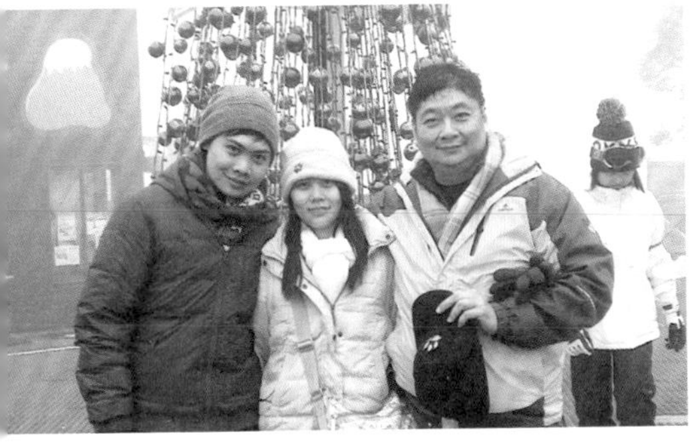

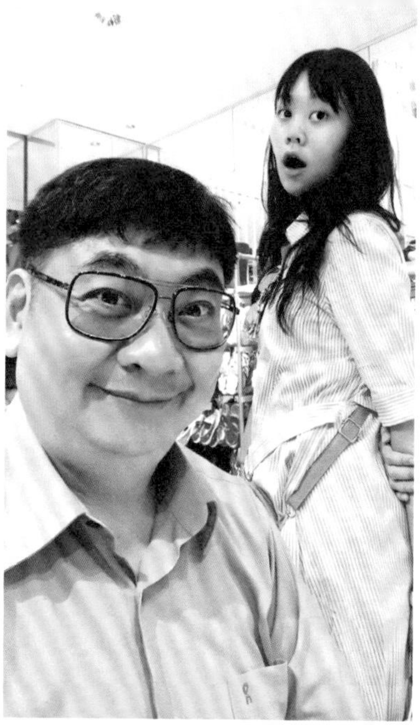

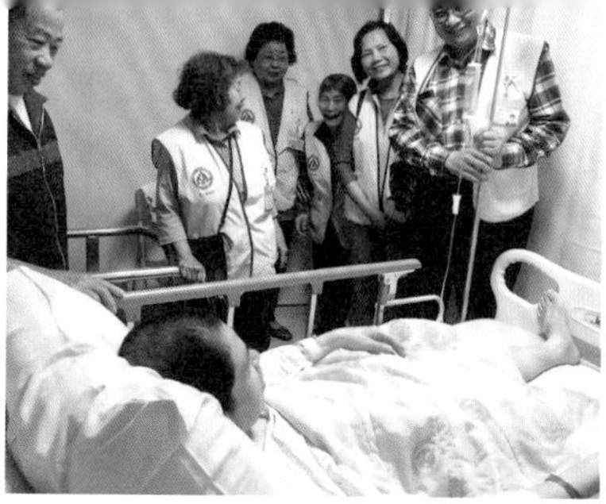

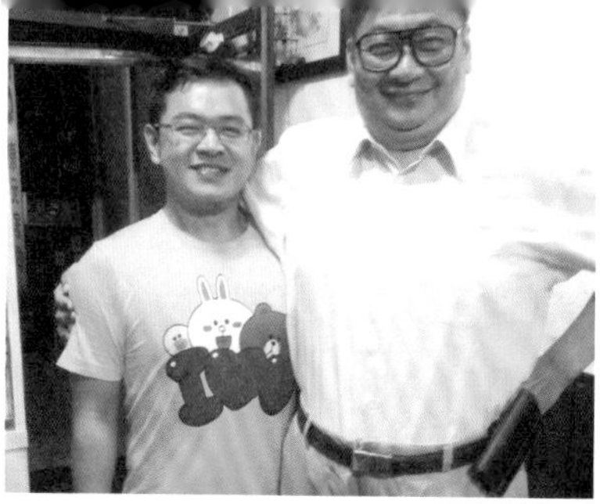

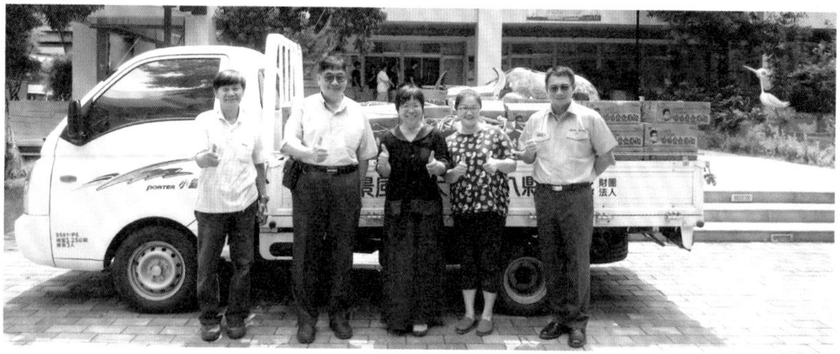

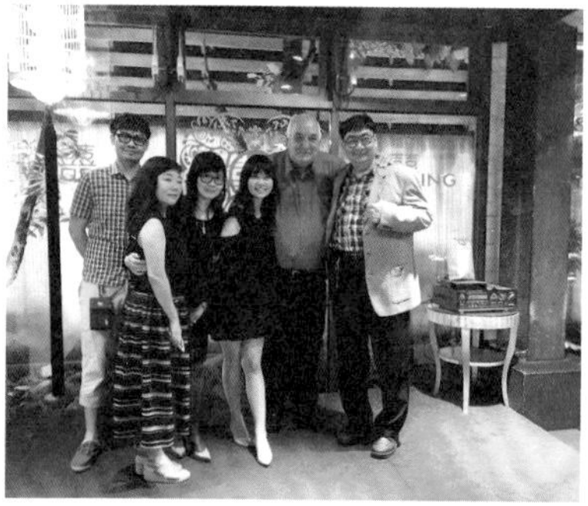

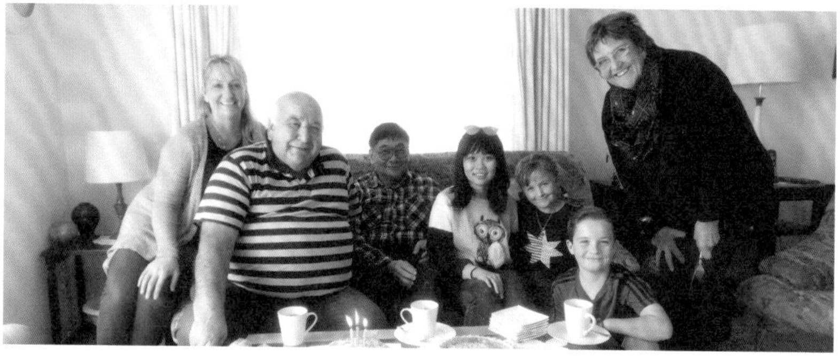

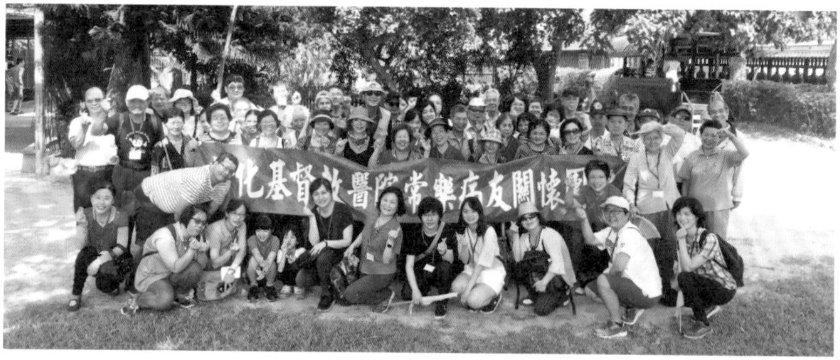

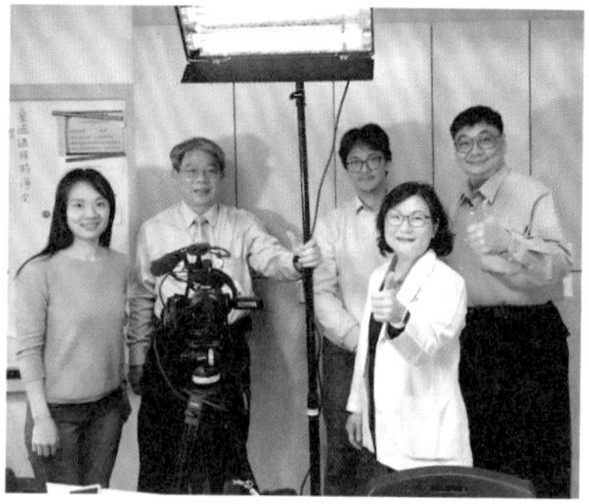

2 1
6 3
7 4
8 5

1、化療期間紐西蘭同學的兒子來台灣加油打氣。
2、和志工伙伴探親癌友。
3、將募集物資送給員林農工清寒學生。
4、紐西蘭誼兄為我慶祝生日。
5、協助彰化基督教醫院拍攝四癌篩檢短片。
6、和女兒逛百貨公司。
7、紐西蘭 OWAIROA primary school 校長 Alan 開刀滿二年來台灣打氣。
8、協助常樂志工隊協助癌友戶外旅遊。

陳醫師巡房的時候告訴我，止痛劑會減緩恢復速度，他不希望病人自己使用，所以我馬上要求醫生把止痛針拔掉，後續治療完全靠著意志力支撐下去。

自從確診後，妻子一直無微不至地照顧我、扶持我，開刀當天妻子獨自一人在手術房外等到凌晨兩點才回家，白天還要打理我的事業，幫我準備三餐。甚至，她每天幫我淋浴和清除造口的穢物，也不准我自行清理，但看著她每次都要從一樓奔走到四樓，讓我於心不忍，於是偷偷到廁所清理，被她發現後竟生氣地說：「不准再自己弄，否則以後不管你了！」

我知道這是氣話，她希望可以親自照顧我，讓我知道我不是一個人在對抗這個疾病；兒子也運用他在營養學系所學，利用食物來輔助、調理我的身體；女兒在得知此事後哭了很多天，後來她把所有家事都搶去做。透過他們的支持與陪伴，讓我可以安安心心治療，共同面對癌症。

整個抗癌的過程中，最讓我感到困擾的是在術後三個月關掉了臨時造口，也開始長達近兩年的腹瀉，連我外出旅遊，都要包著尿布行動。雖然醫生也有開止瀉藥，但是治標不治本，最後還是讀營養系博士的兒子協助我用飲食調理身體才得以改善。

我們無法醫治你，但我們讓你看到希望和信心

擱乎我一點啊時間牽手，好毋才通留擱卡多，你的形影相愛溫度
擱乎我一點啊時間陪伴，好毋才通記乎牢，你對我的好

——黃士祐〈擱乎我一點啊時間〉

治療過程中，經常聆聽第二屆抗癌鬥士黃士祐先生的這首歌，歌詞貼切傳達了我的心境……

3 1
2
4
7 6 5
9 8

1、完成對癌友的承諾，帶著相片共遊紐西蘭。
2、每天妻女都陪我散步後喝杯咖啡。
3、舉行癌友座談會休息時間與癌友討論。
4、協助八卦山風景協會辦理中秋聯歡晚會和無花和尚合唱。
5、與長期關懷對象道別。
6、常樂志工隊成員合影。
7、擔任建國科大家長會長創會長關懷送慰問金給外籍生。
8、紐西蘭誼兄招待吃德國豬腳大餐。
9、病後第一次出國陪女兒去紐西蘭奧克蘭科技大學就讀。

當時因為藥物使得口腔黏膜受損、手腳麻木，以及腹瀉，配合醫生藥物治療之前，已經做好會有後遺症的心理準備。當身心真正受到衝擊時，透過音樂與大家的鼓勵，後續的治療過程中讓我越來越有信心、越來越順利。

有天，彰基常樂志工來探視我，並邀約我參與他們的志工團隊。

「等我能活再說，現在答應你們有什麼用呢？」

最後，我活下來了，也履行了當初的承諾，成為常樂志工的一員。

接受醫院正確的醫療訓練和自身經驗分享給病友，因為同病相憐，更能有同理心，我常跟病友說一句話：「我們無法醫治你，但是我們讓你看到希望和信心。」

每年十月舉行旅遊，鼓勵癌友可以走出戶外，大部分癌友都因為在腹部開了一個腸造口而不敢出門，我告訴他們：「我第一次旅遊也是包成人尿布出門，連志工都不知道，其實我也是病人，大不了褲子穿大一點，其實也看不出來！」

我在彰基當常樂志工已經兩年了，當癌友徬徨、想自我放棄時，我常告訴癌友們：「我們比起因為意外而突然喪命的人，幸運多了！」經由分享、開導，讓他們看到痊癒的希望，進而願意積極治療，現在已經有很多癌友也和我一樣痊癒，有些癌友希望可以當面謝謝我，我笑笑地回了句：「只要你和我一樣能康復，就是給我最好的禮物。」

飛行九千公里，實現約定爲癌友圓夢

現在我已經恢復元氣與健康，聽從醫生的囑咐定期回醫院追蹤檢查，除了可以擔任志工幫助別人，甚至還可以到處去旅遊。

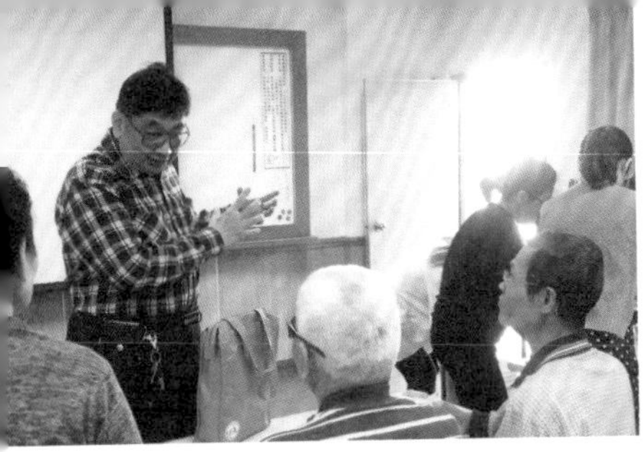
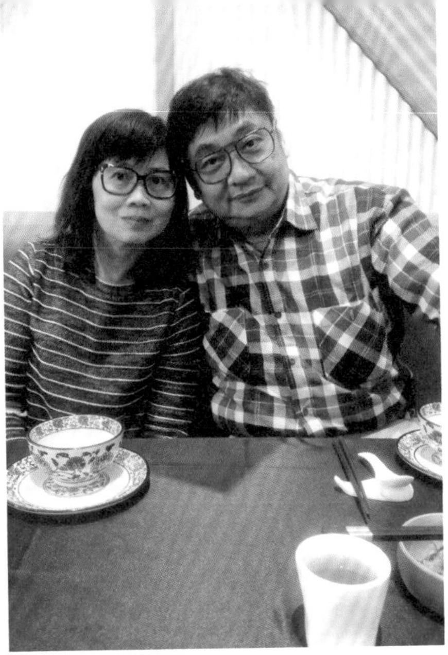
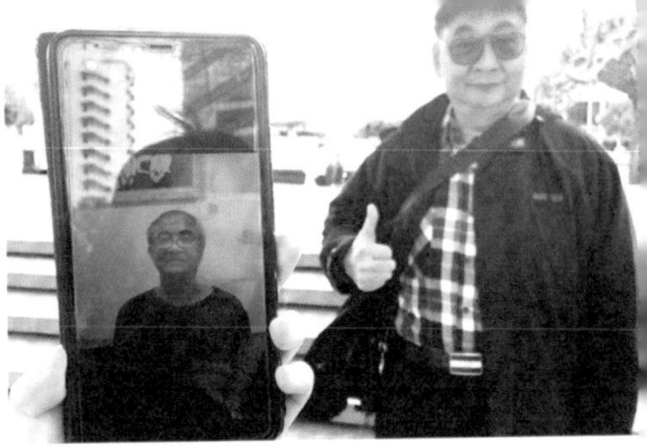
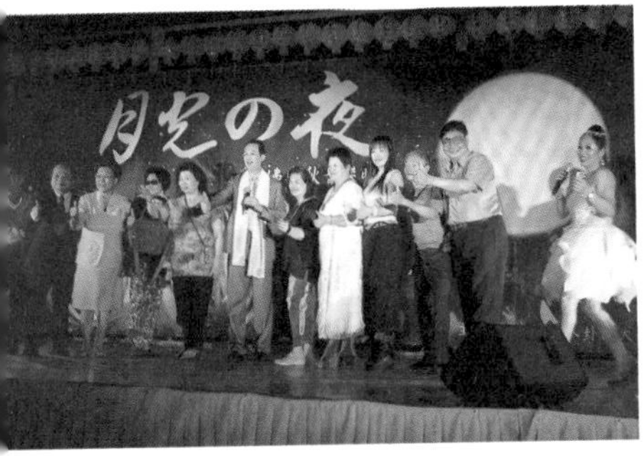

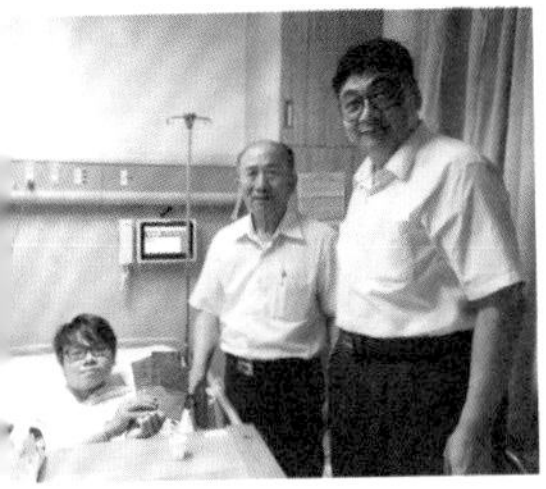
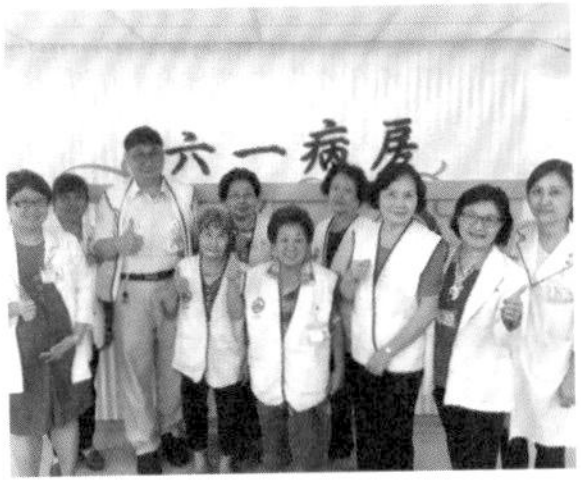

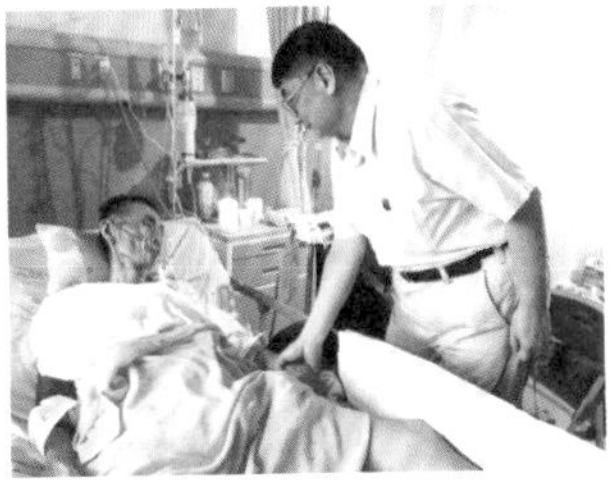
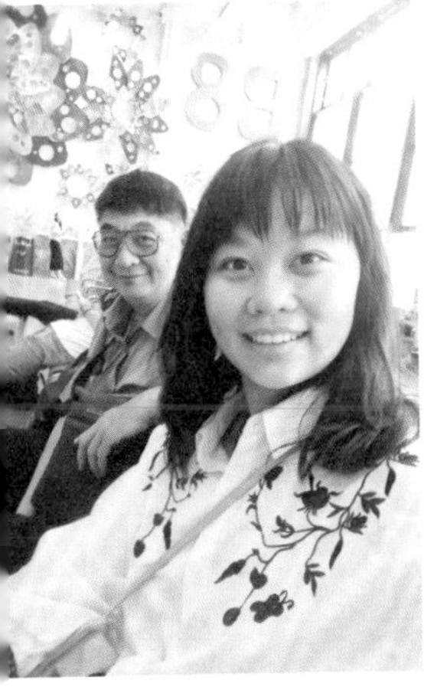
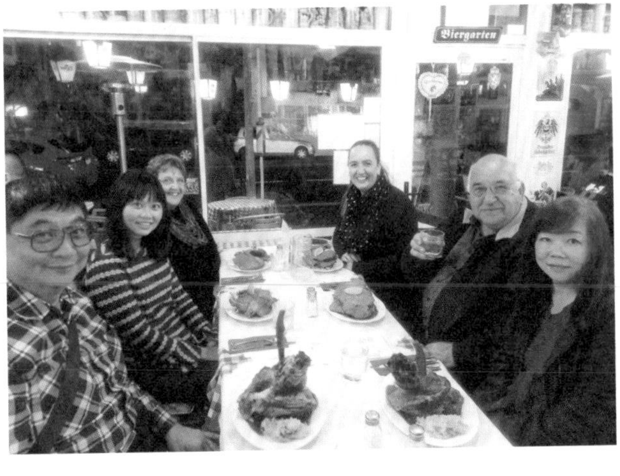

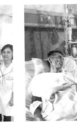

我曾經跟一位癌友約定抗癌成功後，要一起去紐西蘭旅遊。只是很遺憾的，他還來不及實現夢想就提前離開人世，獨留我一人去圓夢，為了讓在天上的他也能在人生旅遊地圖插上紐西蘭的旗幟，我特地帶著他的照片，一起飛到南半球的紐西蘭。

當我踏上紐西蘭的土地，心頭湧上一股酸楚，激動得落淚不止，慶幸我還活著，還可以完成與朋友的諾言，同時也更深刻體會到活著的珍貴，也要活出無悔的人生。

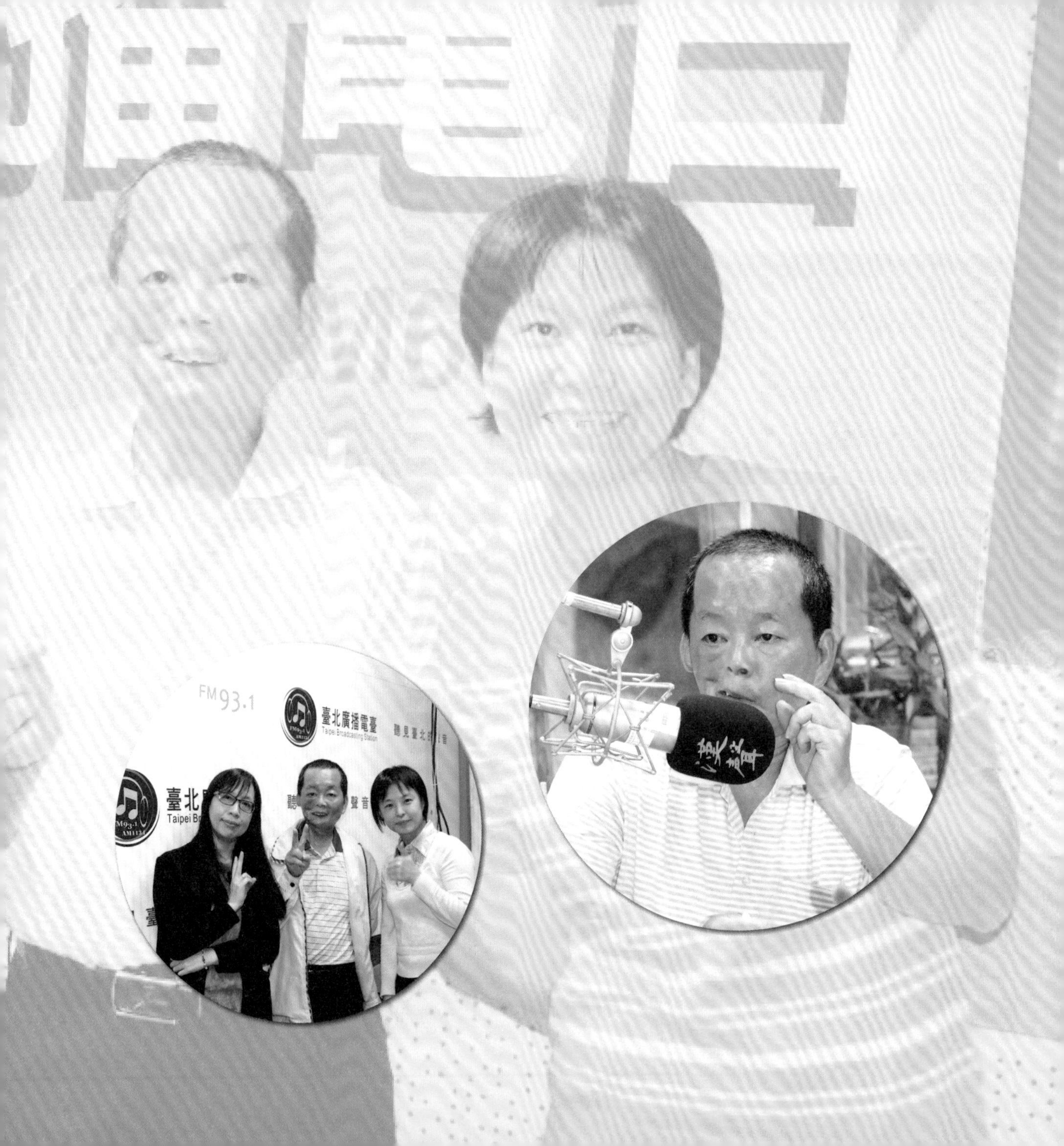
FM93.1
臺北廣播電臺
Taipei Broadcasting Station

09

絕處逢生的生命之花

——張慶彬

將痛苦的「毒」，轉變爲歡喜之「藥」的能力，
是每個人與生俱來的能力！

頰黏膜惡性腫瘤
診斷時間：104年8月

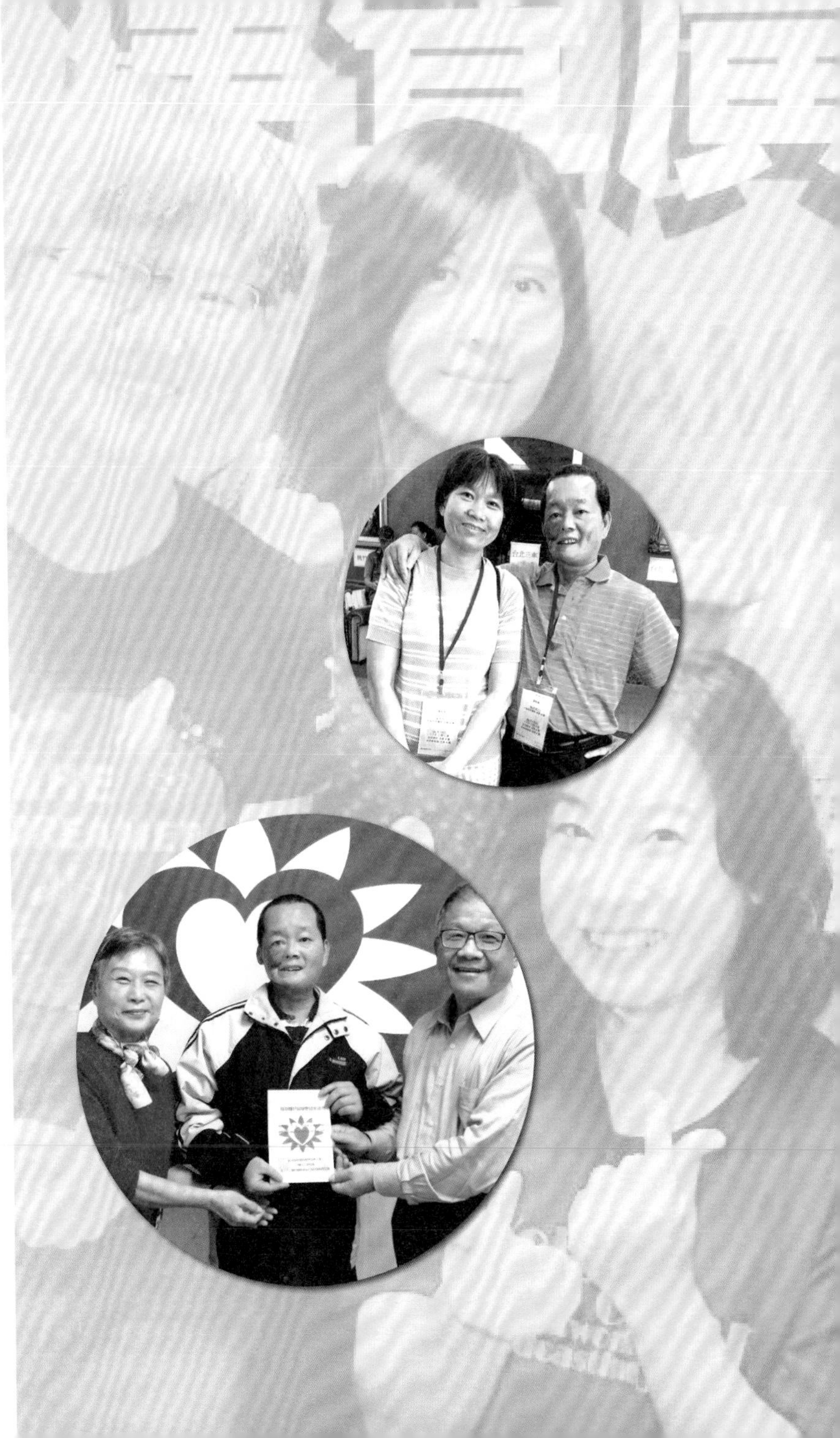

腫瘤切除手術歷經了十二個小時，右邊臉骨被切掉了八公分，裝了鈦合金銅板，十月開始進行長達兩個月的痛苦治療。太太還得上班維持家計，只好由已經七十多歲的老母親陪我每天從三重搭捷運到淡水馬偕醫院治療。

抽菸喝酒嚼檳榔，切除臉骨八公分的代價

一〇四年五月發現嘴巴右側出現白斑，心裡覺得有些不對勁，趕緊到馬偕醫院檢查，結果出來，醫生宣告我罹患了「口腔癌」。

當下聽到這個消息，實在不敢置信，怎麼會是我？很多人都有嚼檳榔的習慣，為什麼只有我會得這種病？頓時徬徨又無助，不曉得未來在哪裡。

身旁的太太儘管難掩傷心難過，卻表現得比我還要堅強。

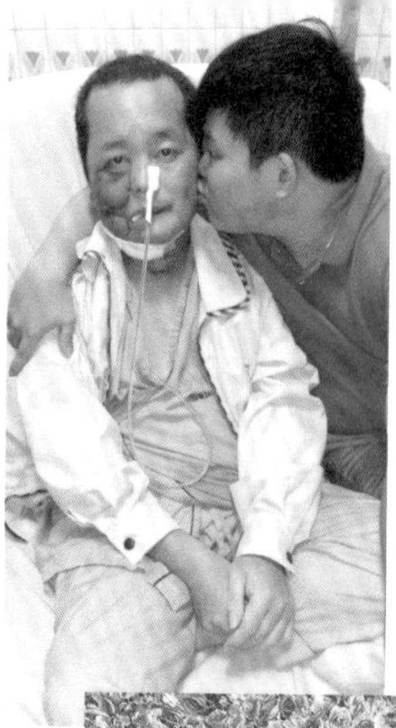
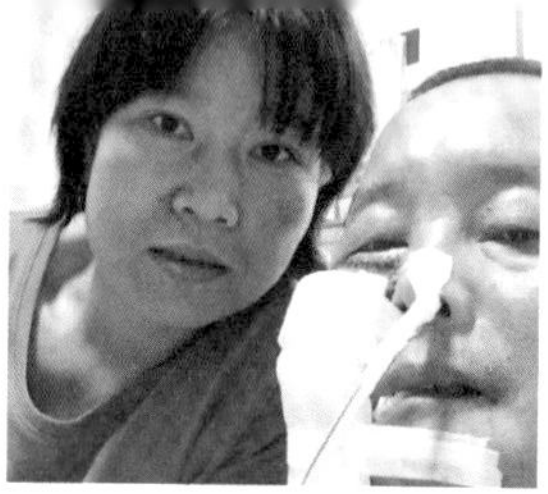
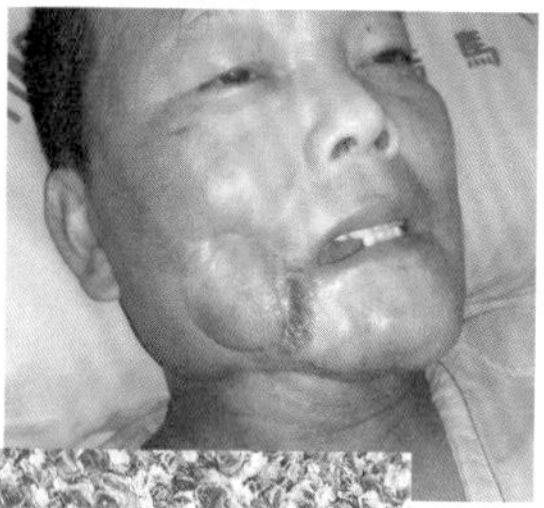
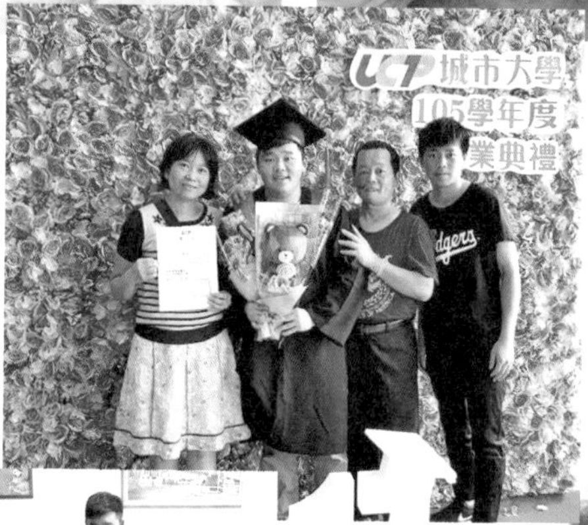

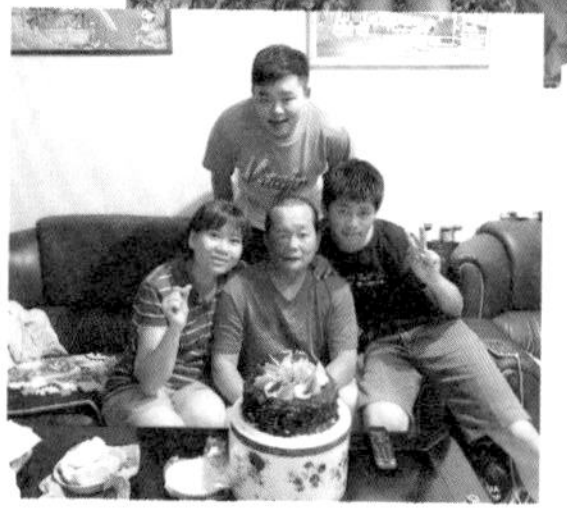
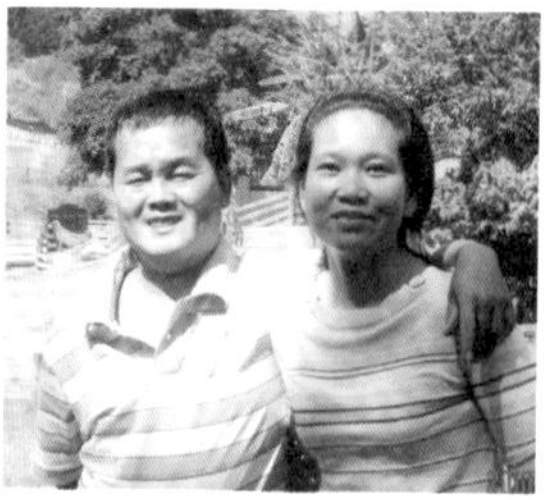
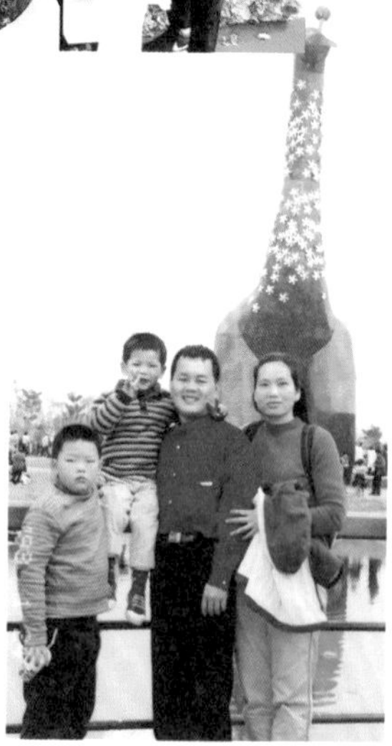

1、第二次手術住院，老婆悉心照料一路支持。
2、手術後因蜂窩性組織炎，準備第二次手術。
3、手術後氣切終於移除，長子高興地親吻老爸，我瘦了，兒子比我還壯。
4、大兒子大學畢業，全家參加畢業典禮合照。
5、帶全家出遊拍攝合照。
6、50 歲生日，家人幫我慶生一同拍攝家庭合照。
7、身體健康的帶全家一起前往清境農場出遊合照。

「別想太多了，既然遇到，就面對它。」同時也安慰我，「還好及時發現，才可以及早治療，你一定要堅強，我們只要按照醫生的指示配合治療，相信很快就會好的！」

腫瘤切除手術歷經了十二個小時，右邊臉骨被切掉了八公分，裝了鈦合金鋼板，十月開始進行長達兩個月的痛苦治療。太太還得上班維持家計，只好由已經七十多歲的老母親陪我每天從三重搭捷運到淡水馬偕醫院治療，這期間從未中斷過，也不曾喊苦，一路陪我走過整個療程，讓我既不捨又感謝她們的付出。

治療過程中，沒有想到會這麼辛苦，身體的疼痛不適也影響了心情，脾氣變得暴躁，常常對母親和太太發怒，現在回想起來，自己真的很不應該，也很對不起他們。那時候住在加護病房，忍受著化療的痛，心裡充滿了懊悔：「我以前為什麼要吃檳榔？為什麼要抽菸喝酒？如果不做這些事，今天的我也不會躺在這裡了！」

「過去就讓它過去吧！現在手術很成功，未來的日子還很長，我們都在。」

在家人的鼓勵下，努力完成復健功課，甚至獲得復健有成獎，希望可以讓孩子看見身為父親的正能量，同時希望他們在未來遇到困境時，可以勇敢面對。

造化弄人，吞嚥功能喪失

努力復健的結果讓我得以重返職場，然而，造化弄人，癌症所帶來的風暴還沒有就此停歇。在一次例行回診的時候，發現右眼下方有癌細胞，我又罹患了另一種癌症——肉芽樣癌。雖然這次的手術順利成功，但仍必須再接受放療及化療，癌症才得以控制。

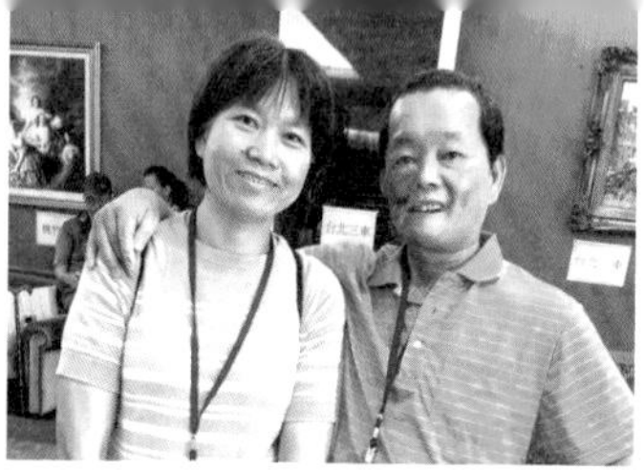

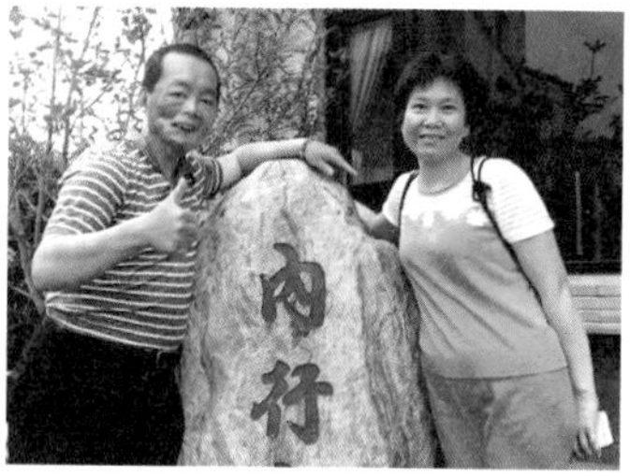

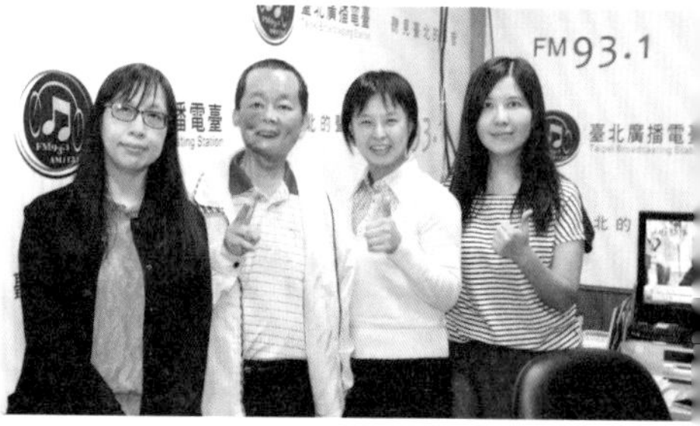

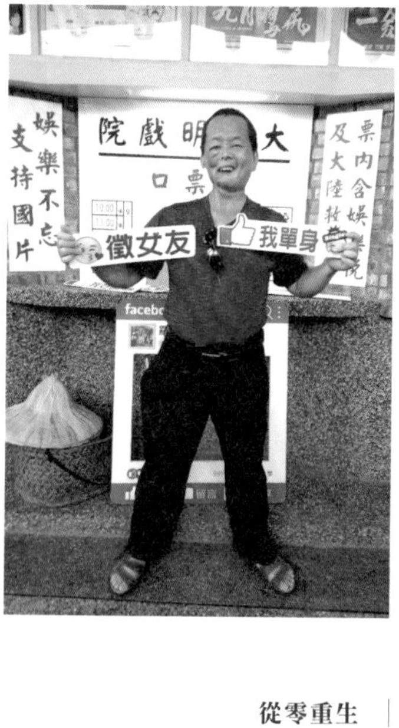

6 5 7 8 9 11 10 | 1 2 3 4

1、2、和老婆一起參加陽光基金會的活動。
3、10、參加台北廣播電台的「菸檳防治宣導」。
4、9、陽光基金會活動。
5、8、漢聲廣播電台分享。
6、台北市聯合中醫舉辦的寬心營活動。
7、淡水馬偕醫院演講。
11、和老婆約會賞太陽花。

化療導致口腔黏膜破損，有時還會大出血，讓我痛不欲生。想到治療可能會影響到吞嚥功能、脖子轉動和張嘴功能，內心感到很害怕，要是以後都不能正常進食，那該怎麼辦？那時為了再次用嘴巴進食、能夠說話、甚至可以回到職場，所以每天都會趁著大家不在身旁，拉起床簾，拿著十隻壓舌板，放到嘴巴把它撐開。

那段日子，家人成為我繼續堅強、奮鬥的唯一動力，告訴自己：「一定要繼續走下去，身體痊癒的快慢在於生命力！」歷經三個月的住**院生活，當返回溫暖的家時，心中充滿著無限喜悅與感恩。**

從第二次手術後，我的吞嚥功能終身受損，不能咀嚼食物，必須把食物打成泥狀，利用擠壓瓶子來進食，飲食上受到許多限制，起先無法接受，內心感到無限痛苦與悲傷，心想：「我為什麼變成這個樣子，人生在世，如果連吃都受到限制，那活著還有什麼意思？」

那段時間滿懷負面情緒，後來不斷對自己心理建設：「能活著就好，活著就是幸福！」轉念一想，凡事都有意義，只要看法改變了，一切的苦難都將轉化為自身的動力，現在的我，已經徹底戰勝悲觀的自己，歡喜面對與接受飲食上的改變。

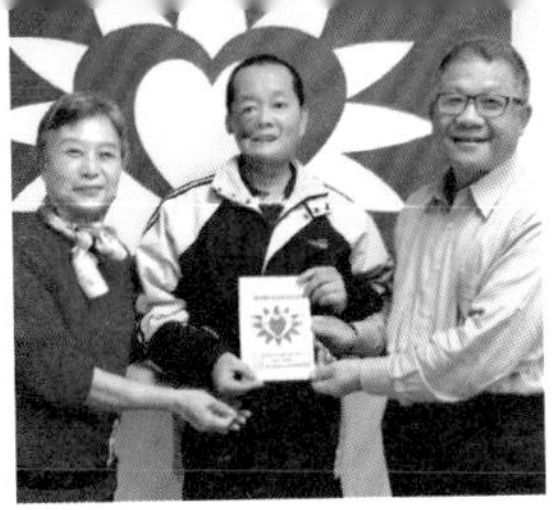

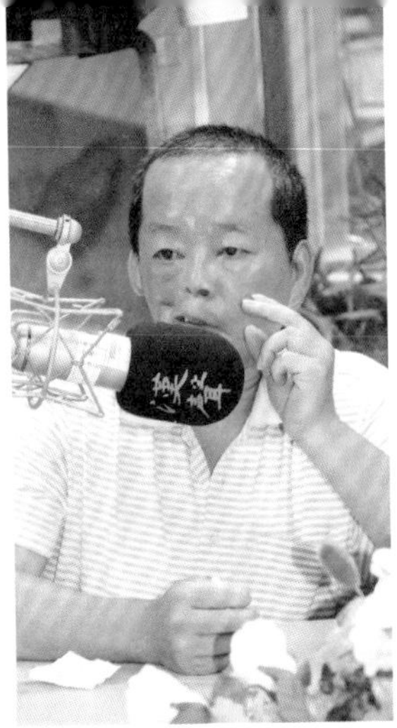

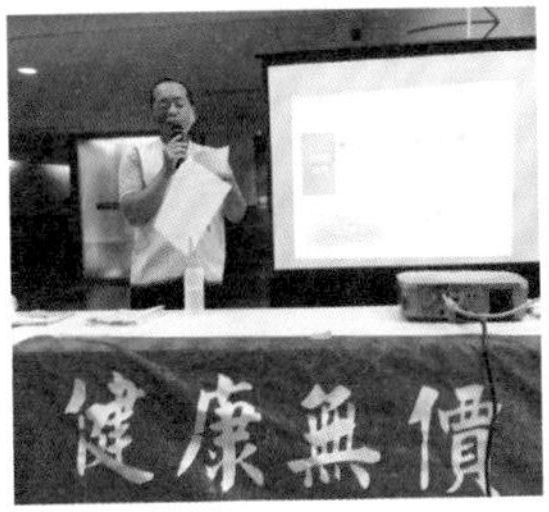

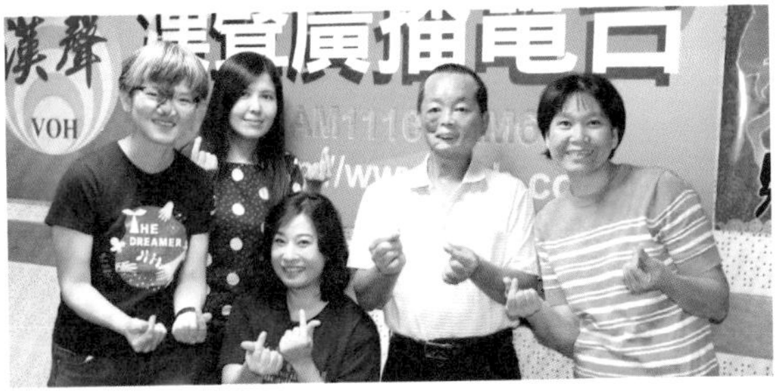

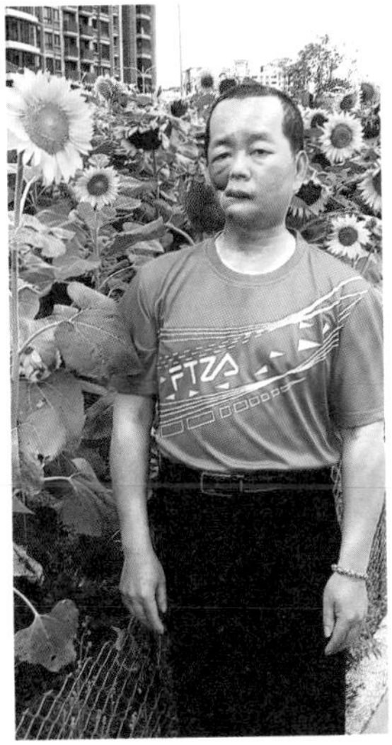

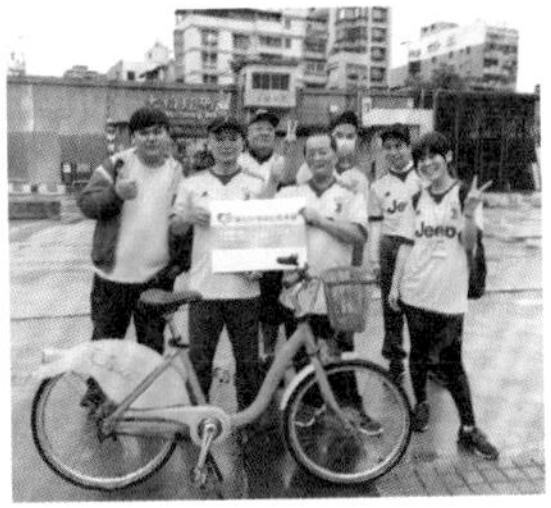

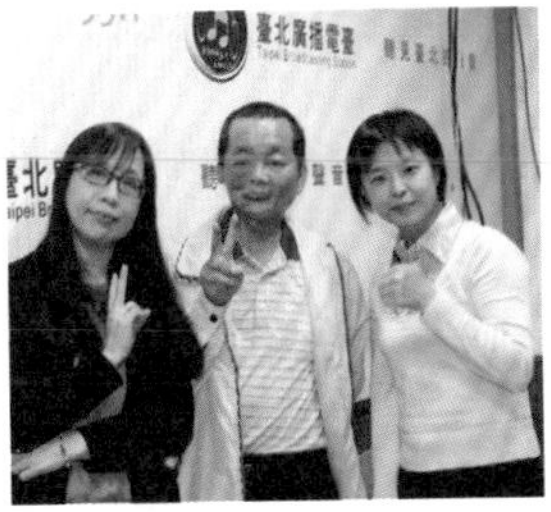

邁向幸福軌道的起點

歷經兩次罹癌，讓我省思以前是多麼不珍惜身體，抽菸、喝酒、嚼檳榔樣樣來，殊不知身體機能早已長期被破壞殆盡，以致於健康亮紅燈。

現在的我，每天生活作息規律、健康飲食，也達成三戒（戒菸、戒酒、戒檳榔），彌補以前對身體的糟蹋。有時看太太及孩子辛苦工作，難免會為了無法賺錢養家而心生愧疚，但想想只要自己努力把身體照顧好，不讓家人再擔心受苦，就是對家人最好的報恩。

人生路途上所有的苦難，全有其深意，全都看你如何看待，要把疾病當成邁向不幸的出發點，還是當成邁往更大幸福軌道的起點？於是，我堅毅地告訴自己：「不論遇到任何苦難，都要悠然且漂亮的反敗為勝。唯有持續奮戰，生命中的陰霾才會散去；若是放棄挑戰，人生就會失去幹勁，每天都是陰暗度日，我一定要盡情燃燒生命。」

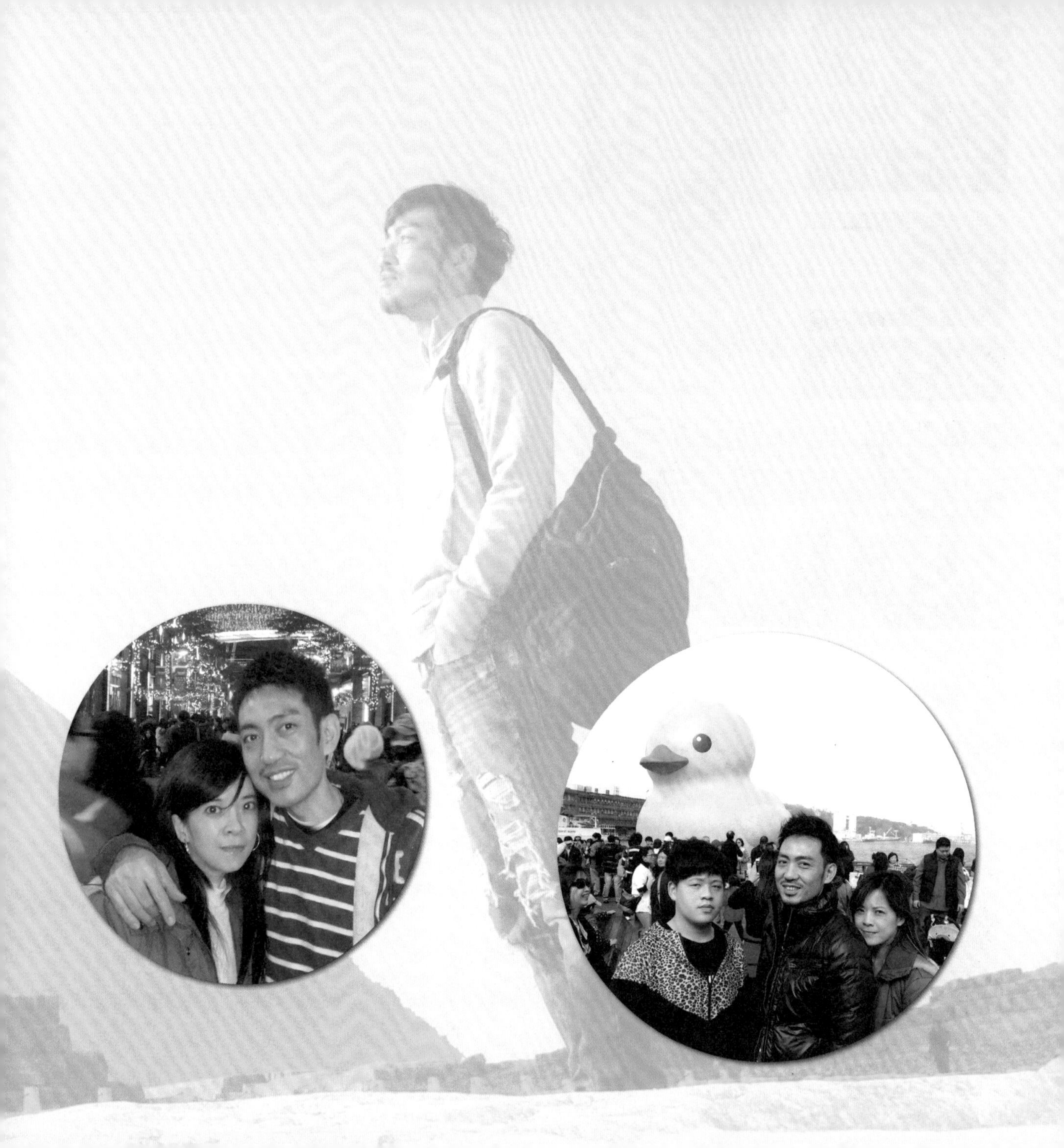

10

百分之十的奇蹟勇士——翁崇益

永不放棄的百分之一，相信就會有奇蹟！

鼻咽癌

診斷時間：103年9月

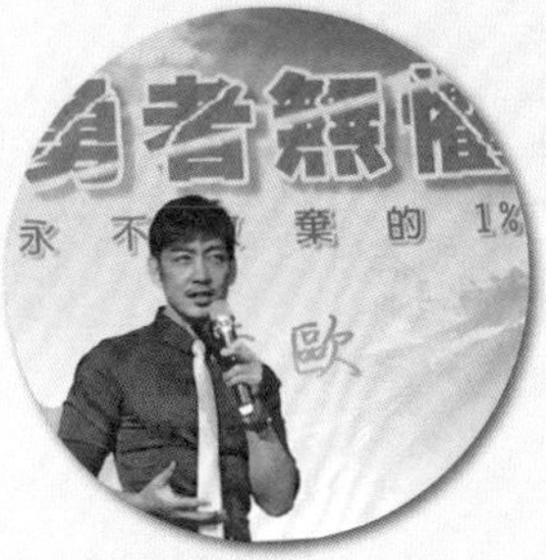

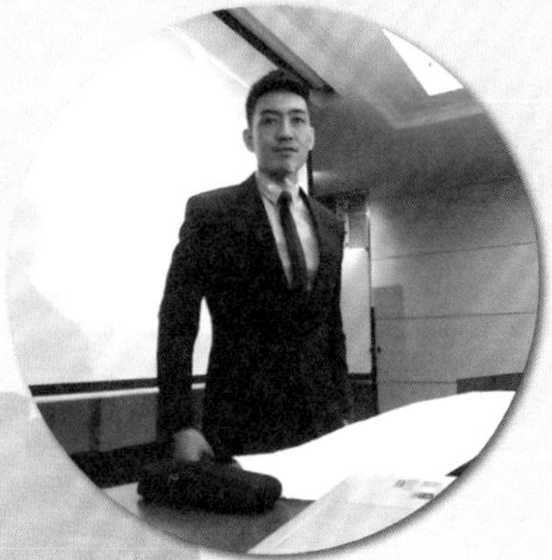

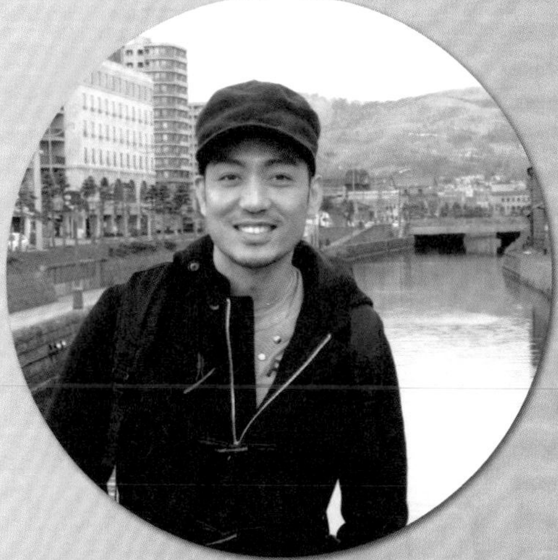

2 1
4 3
6 5
8 7

1、在 48 歲當了伯公很開心。
2、罹癌前與老婆在 101 跨年。
3、4、罹癌前喜歡到處旅遊。
5、跟家人看黃色小鴨——基隆港。
6、罹癌前主持公司活動。
7、電台採訪。
8、有空檔依然到處演講。

在四十三歲生日前一個月，因為耳朵一直發炎積水，告知醫生病情已經很久沒有改善，醫生覺得不對勁，便進一步做更仔細的檢查，才在鼻腔深處看到一點點瘜肉，經過一系列檢查後，在生日當天看報告，已經遠端轉移到脊隨確診為鼻咽癌四期C，也就是末期中的末期。

癌細胞轉移，百分之十的存活率

「醫生，這個期數會怎麼樣？」

「一般來說，兩年的存活率不到百分之十。」

當時正值青壯年，正是衝刺事業的最佳時期，當我得知罹癌的消息時，沮喪了幾天，跟同齡人相比，我的身體狀況一直保持得很好，為何只有我得癌症？然而，這樣的念頭也僅僅是稍縱即逝，從小獨立長大的過程讓我學會轉念，人都有負面的時候，不需要逃避，於是接受沮喪的情緒，也很快調整好心態，心想著：「我還那麼年輕，很多比我年長的大哥大姊都抗癌成功了，我當然也沒問題。」

很多人只會看見百分之九十的死亡機率，但我看到的是還有百分之十的存活率！

用比較樂觀的角度去看待生活，緩和心情，安慰自己，不要一直沉浸在還能活多久的思考中，學會去接受它、面對它，一定會有不同的人生！

暫停手上的工作，完全配合治療，經過六次的住院化療，以及三十七次放射線治療後，再做二十四次化療，經歷了快一年的治療，準備回到職場上班，努力回歸正常生活，卻又檢查出癌細胞已經轉移到肝臟，做了放射線治療後，癌細胞又轉移到淋巴還有肺。

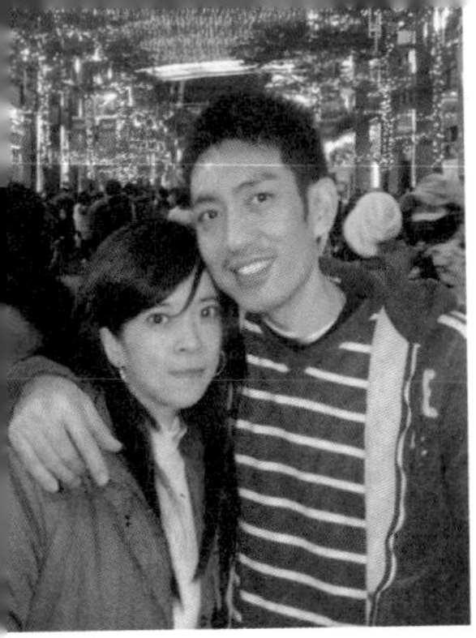

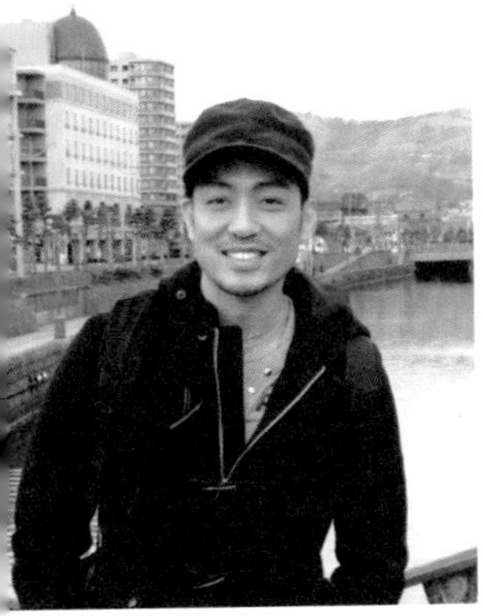

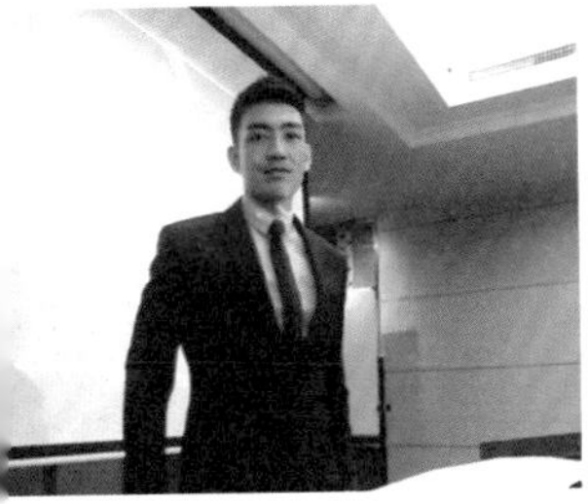

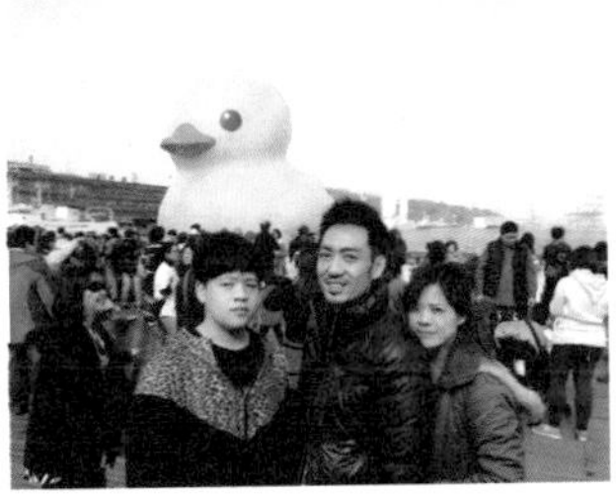

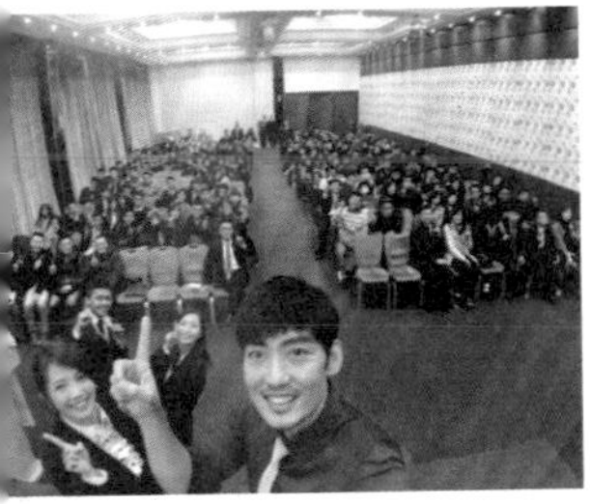

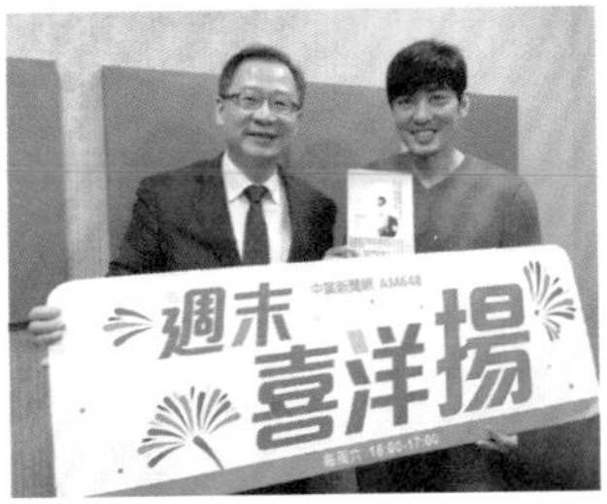

為了能夠陪伴家人更長的時間，不管是多麼痛苦的療程，也都硬著頭皮面對，在辛苦治療後，得知癌細胞不僅沒有被消滅，還從鼻腔到脊椎，再轉移到肝、淋巴、腹腔，對於這個結果讓人有些失落，但依舊配合醫生治療，沒想到半年後又轉移到肺部，連醫生都不知道該如何安慰我了。

「這下存活率可能連百分之一都不到了。」醫生雖然還沒有宣判我死刑，卻也告知我機會不高，

「我都已經那麼配合跟努力了，癌細胞為什麼還是不停轉移？」頓時覺得有些受挫，我選擇接受但不選擇認命，只給自己短短的時間難過。

接著告訴自己：「就算只有百分之一的痊癒機率，我也可以創造那百分之一的奇蹟！只要老天爺還沒判我死刑，只要這場生命的官司還沒有三審定讞，我都會用盡全力跟它上訴到底。」

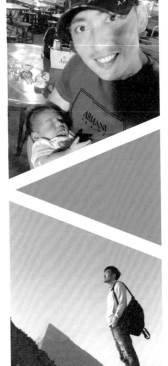

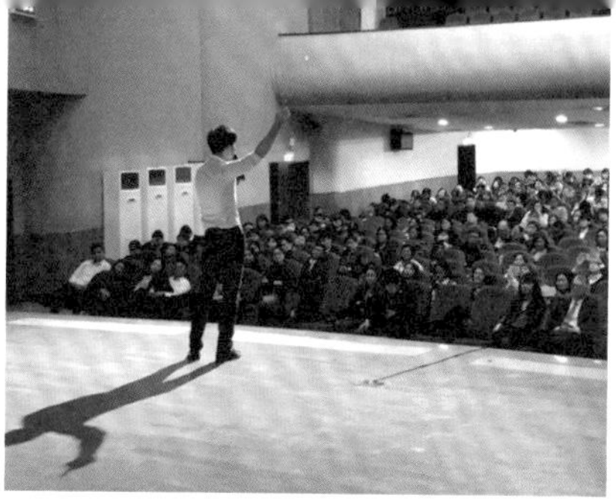

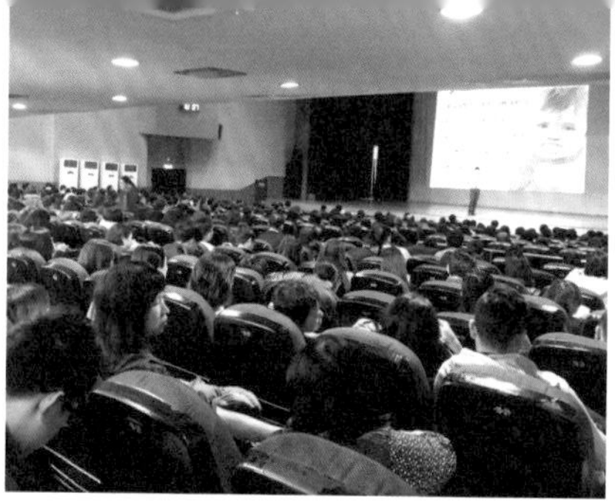

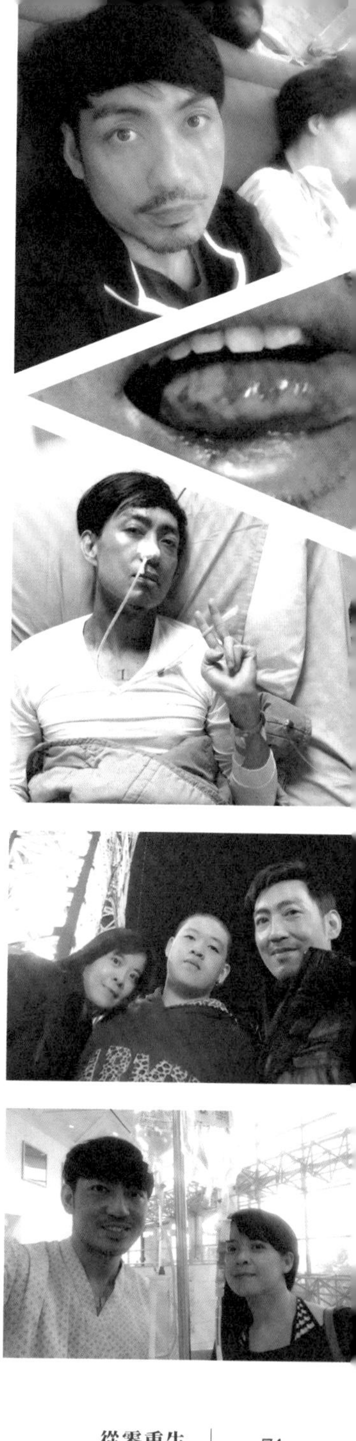

把癌症當感冒，守候家人無聲的愛

「能說說你怎麼看待癌症的嗎？」一位記者發問。

「就當作感冒啊！」

「但你是癌症末期耶？」發問者通常都會很訝異。

「那就當作是重感冒啊！」我笑著說。

也許是小時候的環境養成獨立的性格，認為人生只有生與死是大事，其他事情在這兩者面前都是微不足道的小事。所以當我把癌症看成只是個小感冒時，這件事就變得沒有那麼嚴重了，只要吃藥、喝水、多休息就會好，若你硬要把它無限放大，就算真的只是小病也會變成重病。

我不希望讓家人感覺家裡有個病人，得要小心翼翼照顧我的情緒，造成他們的壓力；所以治療期間，除了日常的叮嚀外，很少有關於我生病的話題，一如往常地生活，甚至回到職場繼續工作，彷彿我的身體裡沒有癌細胞的存在。

我與老婆之間沒有太多肉麻的言詞及口頭的關心話語，並不是她不在乎我，而是另一種的心靈守候。有時候感動不一定要說出口，無聲的愛是另一股巨大力量。

98 | 761 2345

1、一整天檢查，老婆無日無夜的陪伴累睡了。
2、放射線及化療造成嘴巴潰瘍。
3、放射線造成嘴破插鼻胃管灌食。
4、治療空檔跟家人去日本。
5、住院化療老婆陪伴。
6、7、有空檔到處演講分享生命歷程。
8、9、演講會後簽書活動。

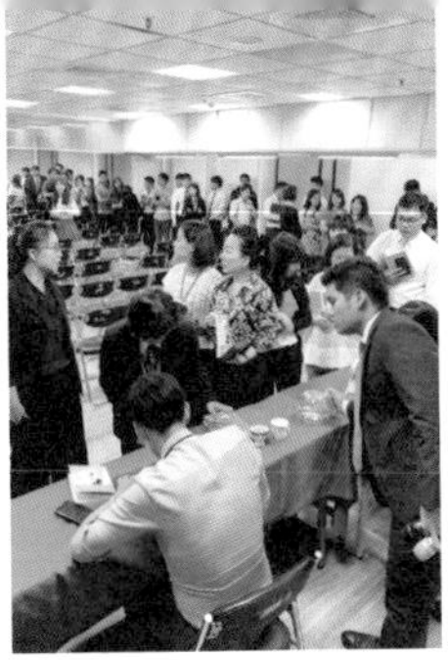

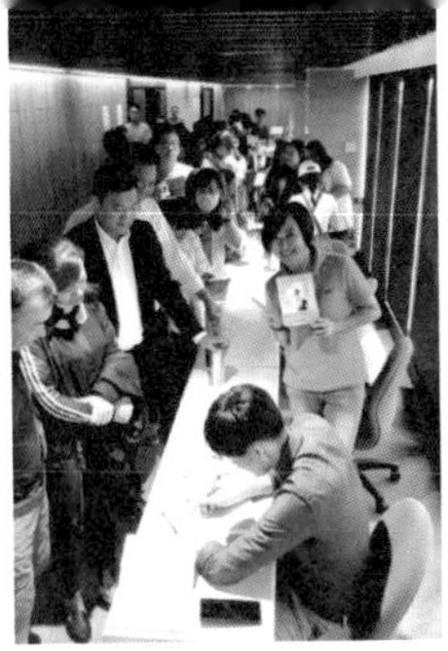

老天爺給的任務，老天爺給的禮物

三年前醫生判斷存活率不高，我依舊沒有放棄任何希望，每天運動，補充營養，讓自己過得很開心，在臉書寫的一篇文章：「雖然生病了，但我一定會成功回來的！」意外得到很多人的關注與祝福，透過大家的分享，因緣際會獲得了一些演講、受採訪的機會，甚至也出了書。

一年、兩年過去了，距離罹癌已經滿四年了，不但超過醫生說的兩年存活率，回到醫院複檢的時候，醫生驚喜地恭喜：「鼻腔、肝、脊椎、肺部的腫瘤已經完全消失，現在只剩下淋巴，而淋巴的腫瘤沒有變大的跡象。」

這段時間，我把罹癌當成是老天爺給我的一個任務，同時也是一份禮物。

老天爺希望我從這個過程體會生命的智慧，然後幫助更多人，所以我到處演講、分享、鼓勵一些身體或心理生病，或是遇到工作壓力與挫折的年輕人。

演講的時候，台下原本迷茫的眼神，過程中眼睛開始充滿光亮及希望，一路到結束後的擁抱，我知道這場分享也許能讓某些生命因此變得更美好，這些能量同時幫我消滅更多壞細胞，所以我把每次的演講都當作是治療的一部份，那是一種真實、無副作用的自然療法。

因為心態上的改變，我的世界也跟著轉變了，變得更加精采、更有活力，現在的我不但更珍惜身體、珍惜每一天、珍惜身邊的家人，同時也活出不一樣的自己，我想這是老天爺給的生日禮物。

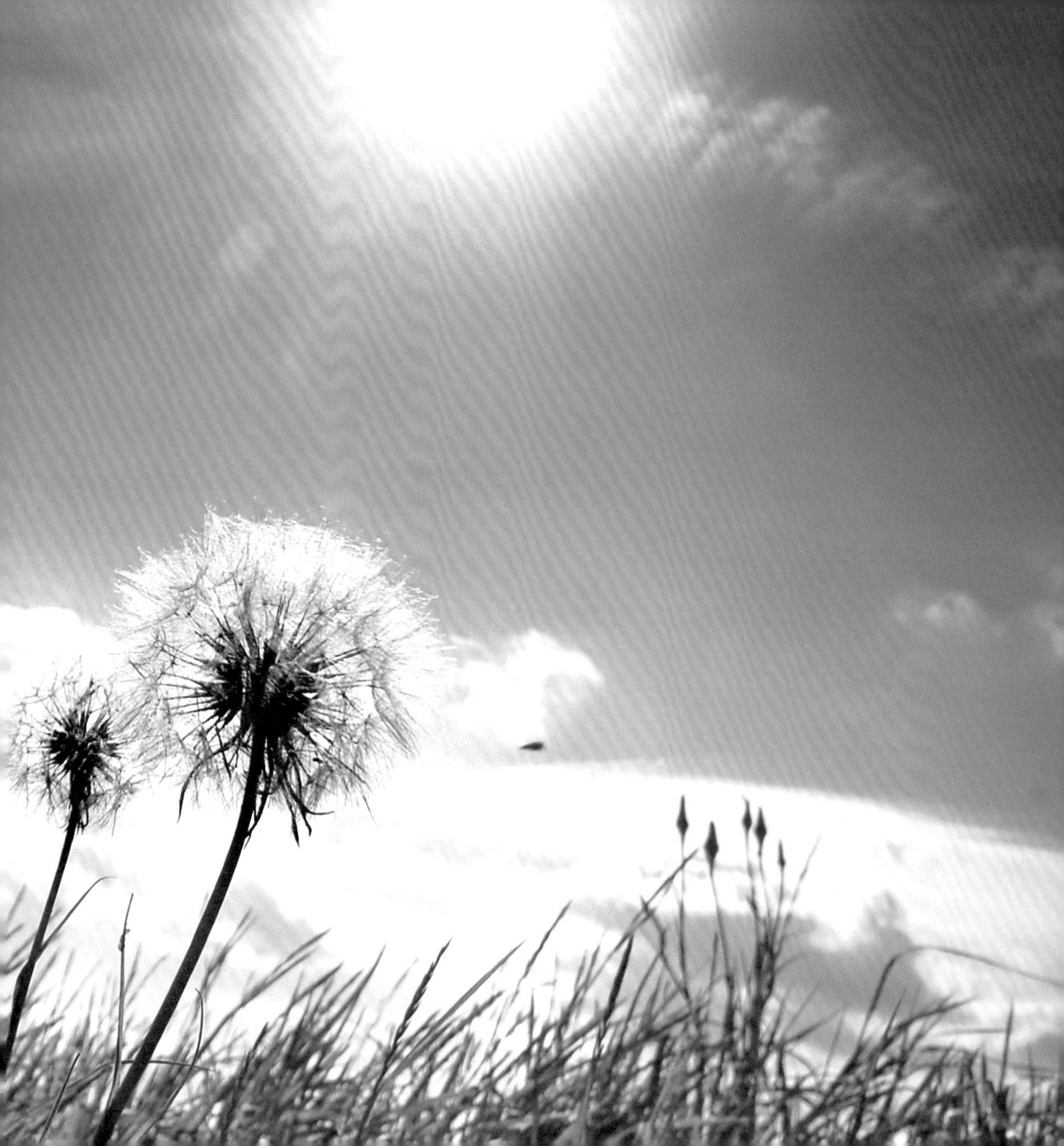

〔專家篇〕

戰勝癌症，免疫治療時代來臨

免疫檢查點抑制劑的出現，除了為癌症治療帶來令人振奮的治療成果，也讓一些傳統的免疫治療方法又有了推展的契機。

Part 1

〔前言〕認識免疫系統——預防疾病，保持身體的健康平衡

文字整理／唐紫羚

人體對抗病原體第一道防線有皮膚、皮下組織、黏膜等物理屏障，第二道防線由各種與人體免疫相關的細胞所扮演。

人體免疫系統就像一支具有攻擊能力的軍隊，透過層層把關，將偵測出外來的病菌或突變的癌細胞，加以消滅。

人體有一套自然防衛機制，稱為免疫系統，其主要功能是能辨別欲進入身體內的病原體，進而啟動防衛機制知道入侵的對象，及知道對付外敵入侵的方法，而能達到預防疾病，進而保持身體的健康平衡。入侵的對象稱為「病原體」，何為病原體，泛指任何會引起疾病的生物性致病原，因它進入體內而引發疾病，包括病毒、細菌、黴菌等，被侵入的宿主，若要生存，必須啟動身體免疫的防禦機制，才能維持健康。

人體對抗病原體第一道防線有皮膚、皮下組織、黏膜等物理屏障，眼淚能沖洗角膜，將異物移除；呼吸黏膜的纖毛細胞，透過纖毛擺動，移除黏液及上附的異物。除了屏障及掃除功能，這些防線也有化學武器，如皮膚的油脂腺分泌脂肪酸，可以殺菌；汗水中的鹽，也在皮膚上製造高鹽環境，防止多種菌生長；而眼淚、唾液及黏膜內的溶菌酶，具有溶解細菌的細胞壁功能。

第二道防線由各種與人體免疫相關的細胞所扮演，又稱「先天免疫力」，當其正常運作時，具三大功能：（一）辨識敵我：分辨是正常細胞或病原

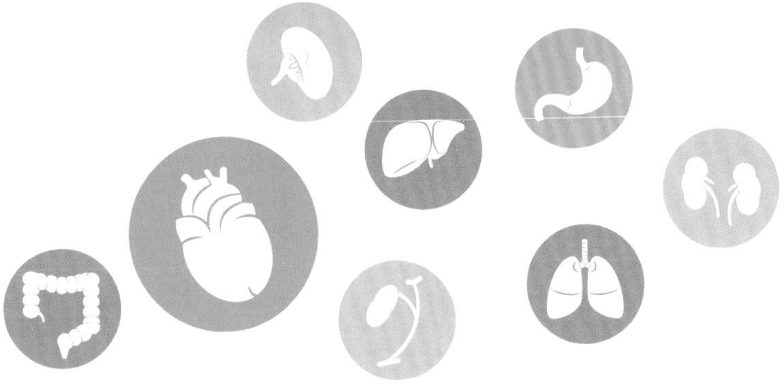

體；（二）抵抗消滅病原體：把確認的入侵者消滅排除，以保護身體不受侵犯；（三）監視正常細胞是否變性或癌化：若正常細胞有變性的可能時，免疫相關的細胞會加以辨識，並進行防禦。

免疫系統不會侷限於特定器官或組織，是一群可以到處移動的白血球，藉由體內的血液及淋巴系統移動執行任務。這群白血球又依其功能分成不同群組且命名，如：多形核細胞、吞噬細胞、自然殺手細胞，且這些細胞又可分泌許多化學物質，如：細胞素、干擾素、介白質及發炎物質，進而參與免疫反應。

人體免疫系統就像一支具有攻擊能力的軍隊，透過層層把關，將偵測出外來的病菌或突變的癌細胞，加以消滅。這一支軍隊就是白血球，依其功能而分工合作，執行非特異性及特異性的免疫防衛功能。非特異性（如：多形核細胞、吞噬細胞、自然殺手細胞）就像軍隊中的一般部隊，不論任何敵人（所有入侵的病原體）都會抵抗；特異性就像軍隊中的特種部隊，是經過特殊訓練，針對頑強的敵人，在免疫體系有兩大支，一支叫B細胞會變成漿細胞分泌抗體，抗體如同飛彈攻擊敵人，又稱體液（抗體）免疫系統，另一支叫T細胞，以實質的細胞個體參與免疫防衛作用，是整個免疫反應的指揮中心，又稱細胞免疫系統。

這一群白血球各司其職，其中，針對變性或癌化的細胞有：自然殺手細胞（NK cells）、樹突細胞（Dendritic cells）及T細胞（T cells）。自然殺手細胞：不需要被訓練就有攻擊能力，毒殺能力快，但無法針對特定腫瘤攻擊；樹突細胞：扮演教練角色，可將腫瘤抗原呈現在表面，藉此訓練T細胞辨識腫瘤並且活化；經過訓練的T細胞能夠主動找出特定腫瘤細胞，加以消滅。【註1】

【註1】

參考資料：張棋楨主任《健康亮紅燈，漫談免疫力》。

Part 2

〔前言〕免疫檢查點抑制劑，帶來治療新曙光

專家諮詢／台灣癌症基金會副執行長暨萬芳醫院血液腫瘤科 醫師 張家崙
文字整理／李佳欣

癌症免疫治療在二〇一三年被美國《科學（Science）》雜誌評選為當年「十大科學突破」之首，是繼手術、放療、化療後，能有效對抗癌症的第四種武器。發明免疫檢查點抑制劑的學者更在今年獲得諾貝爾醫學獎。免疫治療為什麼這麼有效？其抗癌的機制又是什麼？

談到癌症治療，近幾年最熱門的關鍵字莫過於「免疫治療」。從重量級的國際研討會至病友之間的話題；從國人最普遍的肺癌、肝癌到較罕見的黑色素癌、淋巴癌，免疫治療的新藥都是備受矚目的焦點話題。

今年九月，健保署更正式宣布要將特定癌症的免疫治療納入健保給付。

究竟免疫治療新藥是什麼？為什麼這麼受重視？

免疫系統除了攻擊，也有煞車機制

想要了解免疫治療的原理，勢必得先了解免疫系統對抗癌症的機制。

免疫系統在對抗癌症的過程中，須藉由樹突細胞將腫瘤的抗原傳遞給T細胞，並透過特殊訊號的傳遞使T細胞被活化，進而能辨識出體內的癌細胞，加以攻擊消滅。

不過，就像汽車靠油門與煞車來調控速度，我們的T細胞上也有許多類似煞車器的分子可調控自身免疫反應的強弱。當這種分子被活化，就會使T細胞產生自我抑制的作用。

這種分子就是所謂的「免疫檢查點」，最主要是避免身體在啟動免疫反應時，因作用太過強烈而超出負荷或攻擊到正常的組織。不過，在免疫系統對抗癌細胞的過程中，如果這些「煞車器」被過度活化，反而會削弱T細胞對腫瘤的偵測與攻擊能力。

而更令人驚訝的是，癌細胞身上有一種分子，可直接結合T細胞上稱為「PD-1」的免疫檢查點，抑制了T細胞的攻擊力。而癌細胞也能促使另一個免疫檢查點「CTLA-4」活化，進而阻斷來自樹突細胞的訊號。

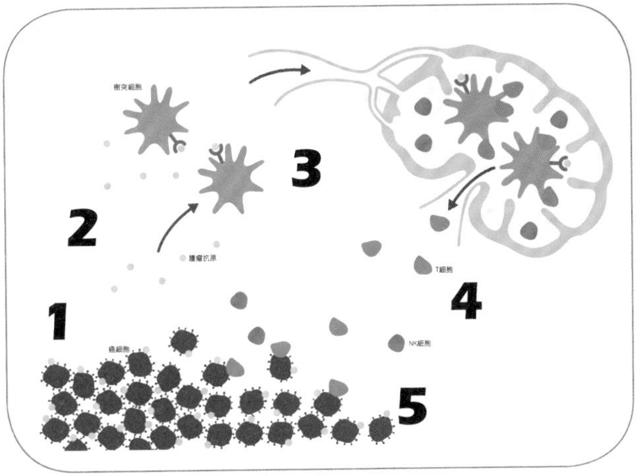

圖 2-1　免疫系統的抗癌過程

1. 癌細胞在凋亡過程中，釋放出特定的腫瘤抗原。
2. 樹突細胞接觸腫瘤抗原後，將抗原呈現在身上。
3. 樹突細胞開始訓練 T 細胞，透過特殊訊號的傳遞，使 T 細胞學會辨識腫瘤、並且活化。
4. 訓練有素的 T 細胞進入血管，開始巡邏工作。
5. T 細胞逮到腫瘤抗原，經由受器與癌細胞接合，啓動毒殺攻擊。

我們可以說，癌細胞就像是一位具有特異功能的壞人，既能阻礙警察接收無線電，甚至還可以反過來將警察銬上手銬。這也部份解釋了為什麼許多癌細胞能逃過免疫系統的監控，在患者體內持續轉移、復發，最終奪走了患者的性命。

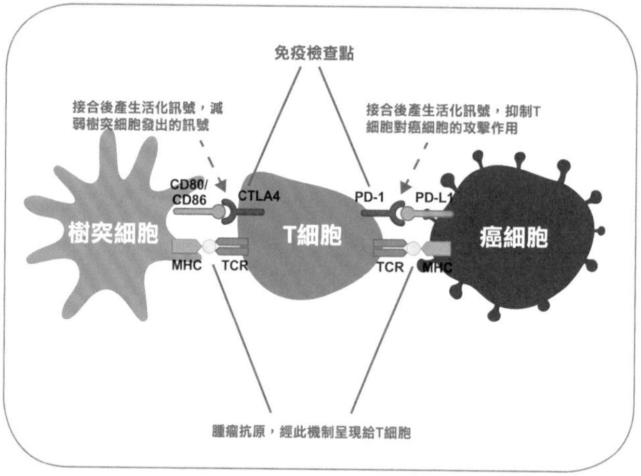

圖 2-2
免疫檢查點過度活化，
使 T 細胞失去對癌細胞的攻擊力

免疫檢查點太過活化，就像免疫大軍被鎖鏈綑綁住，即使再強也無法發揮攻擊力。

今年獲得諾貝爾醫學獎的得主，艾利森與本庶佑博士，就是分別找到了「CTLA-4」、「PD-1」兩個免疫檢查點，進而製造出能阻斷其活化的藥物，使T細胞「不再踩煞車」，恢復對癌症的攻擊力。

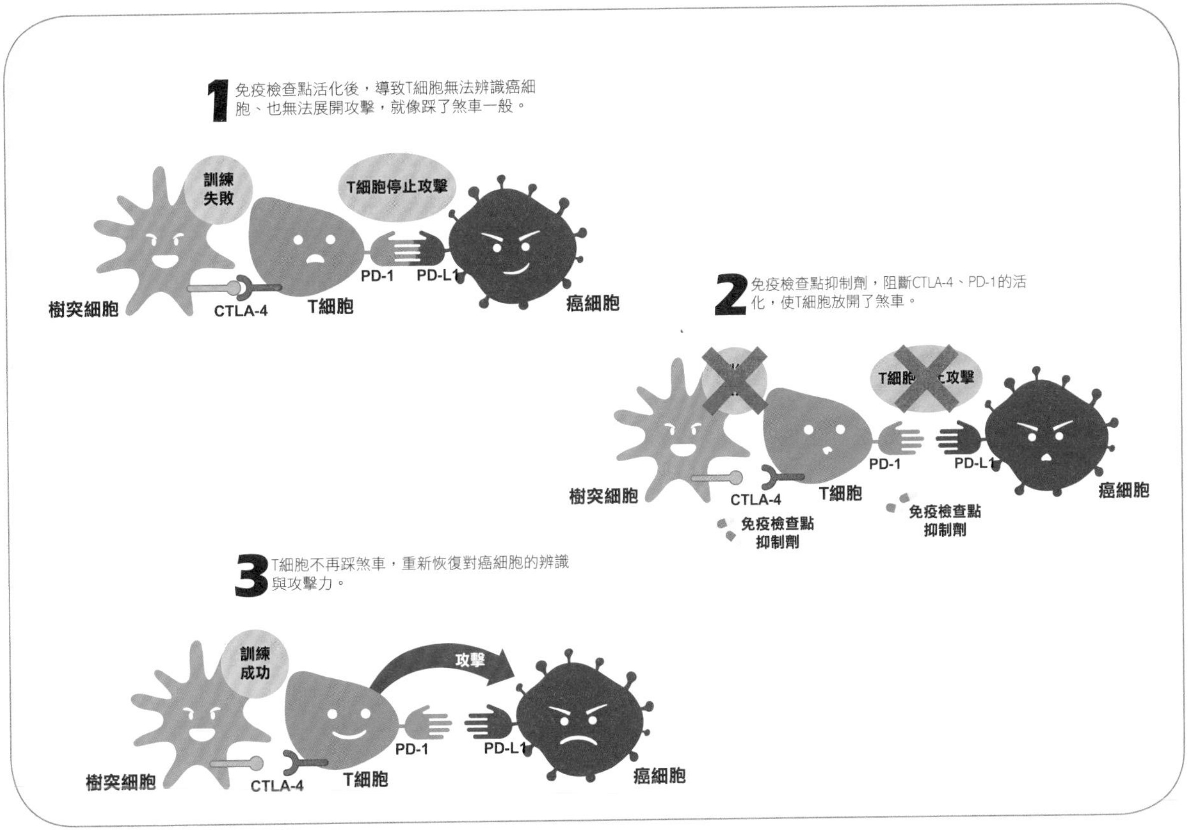

圖 2-3　有了免疫檢查點抑制劑，癌細胞不再橫行無阻

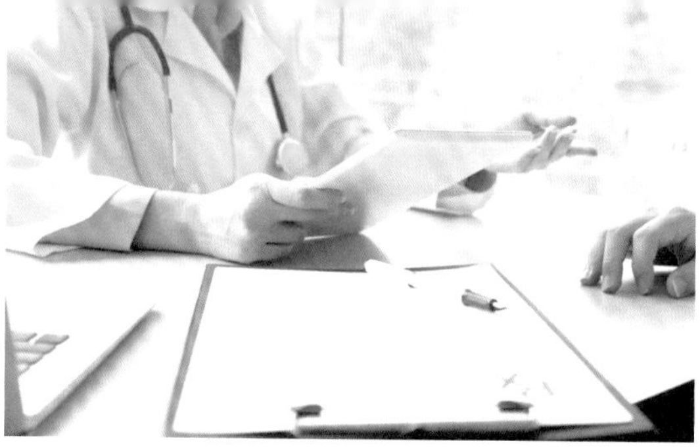

免疫治療反應率約兩成，需找到有力的腫瘤標記

免疫檢查點抑制劑問世後，突破了許多癌症的治療瓶頸，不僅能成功縮小一些傳統治療無法對付的腫瘤、延長病患的存活期，其治療效果還能長期維持。

不過，這種新藥最大的挑戰在於並不是對所有人都有效。在過去的臨床試驗中可發現，不管哪種癌症，免疫治療的反應率平均都只有兩成左右。因此，目前醫學界也正在努力透過各種基因檢測的方式，尋找有效的腫瘤標記，以更準確預測病患的治療結果。

目前，現有的方式有以下四種：

一、**檢測腫瘤上的PD-L1表現量**：將腫瘤組織切片染色後，分析PD-L1（腫瘤上）的表現量。

原理：PD-L1 表現量高，代表免疫檢查點在癌症進程中所造成的影響較大。一旦給予治療，可能會有較顯著的效果。

二、**檢測腫瘤基因的微小衛星不穩定性**（Microsatellite Instability）：分析腫瘤基因中出現重複片段的比例。

原理：重複片段愈多，愈容易出現排序異常，不穩定性愈高。也因此可能產生出更多的腫瘤抗原，使T細胞更容易辨識出癌細胞，提高治療效果。

三、**檢測腫瘤突變量**：對腫瘤DNA做定序，分析突變的程度。

原理：腫瘤突變量愈高，愈容易表現出腫瘤抗原。T細胞對癌細胞的攻擊也會更精準。

四、**檢測患者的免疫細胞基因**：對患者的T細胞做基因定序。

原理：藉此分析個人的免疫細胞活性，若T細胞活性大，則調控力較好，對腫瘤的攻擊力也愈大。

這幾種方式目前國內的醫學中心或一些生技公司幾乎都有能力執行，但健保不一定給付，每家醫院的收費情況也不同，若自費做檢查，費用約在數萬元不等。

不過接受免疫治療是否一定要做檢測？做完檢測後又該如何做決定？目前可能沒有標準答案。

原因在於，現行的檢測並沒有一套統一標準，各家藥廠在進行試驗時所使用的切片染劑、判別標準以及基因檢測的範圍都可能有些微差異。因此，一旦病患接受的檢測與臨床試驗採用的方式不同，就有可能在判斷上產生一些誤差。

再者，也有不少病患雖然檢驗後預期療效不佳，但實際治療後卻有很好的效果。因此，目前還是比較建議病患與醫師依照個人的病況、經濟能力以及對治療的期望來做綜合的評估。

其實免疫治療的觀念很早就開始，但過去由於研究的侷限，一直無法找出癌細胞逃脫的機制。而免疫檢查點的發現，讓我們重新在自己的身體中找到對抗癌症的著力點，相應而生的治療也因此能適用在多種癌症上。

現在，免疫檢查點抑制劑已經被證實可應用在包括黑色素癌、肺癌、肝癌、頭頸癌、胃癌、何杰金氏症、腎細胞癌、膀胱癌等癌症上，使得晚期轉移的患者又多了一項治療的武器。

接下來，就讓我們一一來了解，免疫檢查點抑制劑在各癌症的應用現況。

Part 3

〔觀念篇〕

免疫治療在臨床上的應用

01 黑色素癌：首先被免疫檢查點抑制劑核准治療的癌症

專家諮詢／林口長庚醫院腫瘤科主任暨免疫腫瘤學卓越中心主任 張文震
文字整理／李佳欣

「黑色素癌，是免疫檢查點抑制劑第一個被核准治療的癌症。」

談到免疫治療的應用，大家第一個想到的應該就是黑色素癌。二〇一一年，免疫檢查點抑制劑首度在美國成功上市，被核准的第一個適應症就是經化療後轉移的黑色素癌。而二〇一五年，高齡九十一歲的美國前總統卡特，也公開向大眾表示，免疫治療使他轉移至腦部的四顆黑色素瘤成功消失。

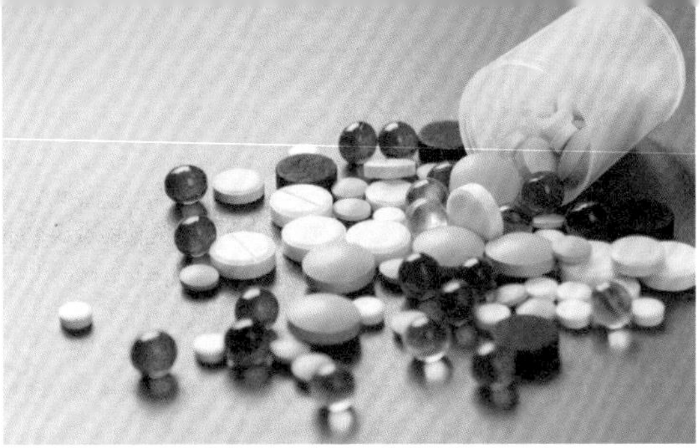

傳統免疫治療、化療藥效果不佳

事實上在過去，轉移性黑色素癌的治療確實很棘手。如果將癌細胞比喻為壞人，黑色素癌大概是其中排名屬一屬二的惡霸。除了腫瘤外觀長得奇怪、病程發展速度快，一旦發現轉移，病患死亡的速度也很快。在所有皮膚癌中，黑色素癌是致死率最高的癌症。

黑色素癌的成因一般認為與紫外線曝曬有關，其中又以白種人的發生率較高，腫瘤的位置也多在陽光容易曝曬到的區域。而在台灣，除了紫外線，黑色素癌的發生也被認為跟一些化學藥劑的接觸有關。發病的位置則以四肢末端如手掌、腳掌上居多，腫瘤侵犯皮膚的程度也較深厚。

早期尚未轉移的黑色素癌，手術切除是最主要的治療方式，且病人的癒後通常不錯。不過，若腫瘤發現得太晚或癌細胞再度復發，治療的成效就會變得很差。根據過去統計，黑色素癌第一期的患者五年存活率可以高達八成，第二期也有六到八成。但只要進入第三期後，五年存活率就剩不到兩成，病人往往只有半年的壽命。

但麻煩的地方在於，誠如先前提到國人的黑色素瘤多半長在腳底，初期不易被病患發現，很多病患都是等到晚期了才來就醫。（參見說明1）

黑色素癌的患者一旦轉移，多半就只有手術或標靶兩種選擇【註1】。過去，其實也會使用一種「傳統式」的免疫治療，原理是利用干擾素或介白素藥

【註1】放射性治療，簡稱放療，同樣也無法有效延長病患整體的存活率，現在多半是用來增加對淋巴轉移區域的控制。再加上放療部位容易出現腫脹、疼痛的副作用，有些醫師也會傾向在病人第二次復發時，才加入放療做輔助。

物刺激免疫細胞的活化，藉此加強免疫系統對癌細胞的攻擊能力。但這種方式與化療對縮小腫瘤或延長存活率的幫助都不大，在治療過程中也會對身體產生很高的毒性，嚴重影響病患的生活品質。

標靶藥物相較其他治療，對腫瘤控制成效明顯好得多，目前有ＢＲＡＦ抑制劑和ＭＥＫ抑制劑兩種類型，適用於ＢＲＡＦ基因檢測為陽性的患者。使用後若有反應，患者往往在幾天到幾週後，就能觀察到腫瘤細胞縮小的反應。

但儘管有了標靶治療，還是有幾個問題無法解決：國內患者只有約百分之十五具有ＢＲＡＦ基因的突變，且標靶治療在一年後，就會逐漸出現抗藥性。（參見說明２）

研究進展快，三成病患可存活超過五年

免疫治療出現後，不僅提升了黑色素癌的治療效果，不適用標靶治療的轉移型患者也多了一項治療選擇。

以較早問世的抗CTLA-4的藥物（Ipilimumab）為例，研究發現一八六一位晚期轉移的黑色素癌患者，在接受免疫治療之後，病患的平均存活期可延長到約十一個月。其中，更有兩成的病患可存活超過三十六個月，甚至更久，這樣長期的療效相當令人振奮。

而另一項更新的臨床研究報告則顯示，使用抗PD-1的藥物（Nivolumab）療效更優於抗CTLA-4的藥物，約有三成的病患可存活超過五年。而跟使用標靶藥物的治療效果相比，接受免疫治療的病患中，可以達到一年存活期的病患高達一半甚至七成。

由於黑色素癌的相關研究發展較早，現在相關研究也已經開始在探討免疫藥物與其他藥物併用，或提早開始使用的效果。最近，美國癌症治療組織

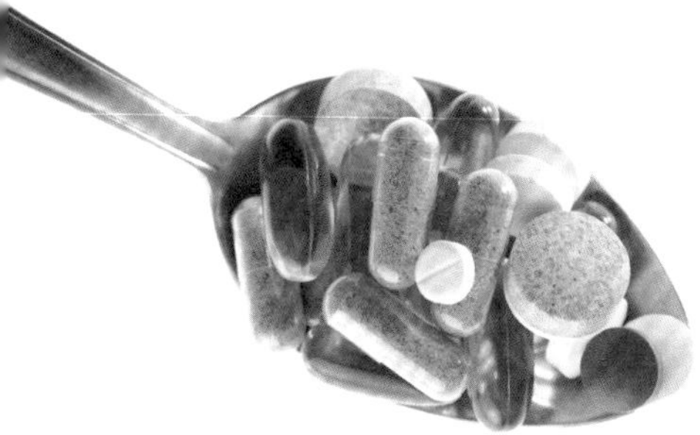

就參考了多項已進入第三期臨床試驗的結果，嘗試將免疫治療列為晚期黑色素癌的第一線治療。其他嘗試還包括將免疫藥物與標靶併用、同時使用兩種免疫藥物等。

不過，需要提醒的是，免疫治療的費用目前對病患來說還是一筆很大的負擔，再加上治療過程中也會有一定的副作用，該如何在這之間取得平衡，需要病患與醫師共同討論，也要考慮到病人治療後是否能獲得妥善的照顧。

舉例來說，最早問世的抗 CTLA-4 藥物因治療後的副作用較大，有些醫師會建議病患優先選擇抗 PD-1 的藥物。但現在健保對黑色素癌病患的給付僅限於抗 CTLA-4 藥物。要不要自費選用新藥，就可能會讓病人兩難。

此外，現有研究也發現，合併使用兩種免疫藥物的療效更好，但同時也會使嚴重副作用的發生機會大幅提高。怎麼拿捏劑量與副作用的傷害，也是醫學界目前需要繼續努力探索的課題。

而免疫治療的副作用雖然大部分症狀都可經由藥物獲得控制，但若延誤治療，還是可能導致生命危險。如果病患年紀太大，無法在第一時間對相關的症狀自我警覺，又沒有其他照顧者可以協助觀察，其實醫師也不會建議患者貿然接受免疫治療。

過去就有些患者治療後併發急性心肌炎，需要立刻給予類固醇，並在加護病房治療觀察，但因發作初期病患只是輕微地發喘，不容易察覺，一旦拖延救治，病人有可能會致命。現在國外一些治癌團隊也開始設計「病患治療卡」供病患於就醫時出示，好讓醫、藥事人員或急診團隊可在第一時間將免疫反應納入診斷考量中。

其實免疫治療的觀念很早就出現，只是過去大家沒想到原來免疫系統的攻擊反應也有煞車機制，且會在與癌細胞的分子結合後悄悄被啟動。現在，免疫檢查點抑制劑問世，成功地為黑色素癌的患者帶來一大福音，相信在未來的幾年內，免疫治療會有更多令人振奮的突破，為癌症治療帶來一番新氣象。

說明 I

黑色素癌分期

黑色素細胞癌的分期，依腫瘤大小與侵犯深度分為四期，大致如下：

第一期：腫瘤厚度小於 1mm，伴有表皮潰瘍或腫瘤厚度 1mm~2mm，沒有表皮潰瘍

第二期：腫瘤厚度 1mm~2mm，伴有表皮潰瘍，沒有轉移到淋巴結或腫瘤厚度大於 2mm，沒有表皮潰瘍，沒有轉移到淋巴結

第三期：腫瘤已侵犯鄰近的組織或鄰近的淋巴結

第四期：腫瘤已經轉移到其他的器官或遠處淋巴結

不過，這個標準是依照歐美病患的特性來制定，用在台灣病人身上其實有些不合適。因為在台灣，病患的黑色素瘤多半長得既深且厚，動輒超過 5mm、甚至 10mm 以上。而腫瘤越深厚，日後復發的風險將越高。

因此若依照歐美國家的分期準則，腫瘤較大的患者會與一般患者被歸為同類，進而低估了復發的風險。事實上根據我們過去做的研究，腫瘤大於 10mm 的患者，在治療結果上甚至比轉移到淋巴結的患者還要差。

因此，近年我們也主張要修改制定分期標準，增加分期的級距，進而讓國內的病患有更適合的治療計劃。

說明 2

雙靶治療有助提升治療成效

雖然標靶治療有所謂的抗藥性，但這幾年也發現，如果合併使用BRAF抑制劑和MEK抑制劑兩種藥物，可將病患的存活率延長至五年。根據歐美一些研究數據顯示，約有將近三成患者的腫瘤可藉由這種「雙標治療」獲得良好的控制。

國內的健保目前只給付單一標靶藥物，若要合併使用兩種藥物，民眾需要自費使用MEK抑制劑，每個月費用約二十至三十萬元不等。

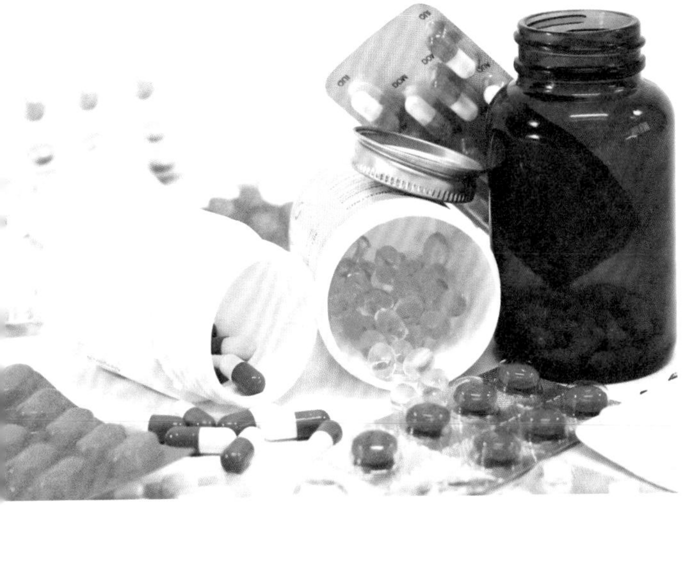

02 頭頸癌：免疫治療提高兩倍存活率

專家諮詢／高雄醫學大學附設中和紀念醫院血液腫瘤內科主任　蘇裕傑
文字整理／李佳欣

「有了免疫治療，頭頸癌的患者又多了一個治療選項。」

頭頸癌是指從口腔、鼻腔、咽喉等部位長出來的扁平細胞癌。在全世界是排名第六或第七常見的癌症，每年約有五十至六十萬名的新增病人，且多半是晚期患者，罹癌人數仍在持續增加中。

在台灣，頭頸癌也可算是「國病」之一，每年約新增八千名的病患，發生率排名在第五位【註1】。其中，又因國人有吃檳榔的習慣，以口腔癌的患者比例最高，可在牙齦、舌頭、或上顎等位置看到十分明顯的腫瘤。

【註1】

唯一令人稍感欣慰的是，比起全世界大部分國家的頭頸癌被診斷時多半是晚期，台灣的早、晚期病患約各佔一半。這必須歸功於台灣在癌症篩檢工作的努力，自二〇一〇年全面對三十歲以上有嚼檳榔或吸菸的民眾、十八歲以上嚼檳榔（含已戒）的原住民，提供每兩年一次的免費口腔癌篩檢。

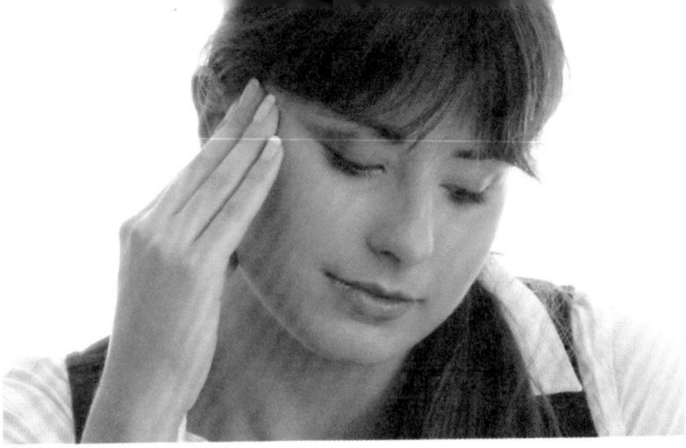

頭頸癌的治療過程對病患來說是條十分艱辛的路。因癌症位置長在頭頸部，從外觀上看起來格外明顯，很難靠衣物來遮蔽腫瘤與手術後的傷口。患者罹病後不僅要承受生理上的折磨，也經常得面對旁人異樣的眼光。

再加上頭頸癌通常是在五十多歲、正值生產力最高的時期發病，一旦患者病況影響工作，家中往往頓時失去經濟支柱，對患者與家庭都是很沈重的負擔，也連帶影響到病人的照顧品質。

台灣頭頸癌患者，高達六成會復發

從數據來看，台灣頭頸癌患者的死亡率也很高，在三十五個ＯＥＣＤ國家中，死亡率高居第二。【註2】

其中很大一部分的原因在於，這些病患剛好也是社經地位較低的勞動階層，一來生活條件不佳，生活以外食為主、缺乏運動；二來也較缺乏健康意識，除了嚼檳榔，也常伴隨抽菸、喝酒等容易致癌的習慣。根據統計，頭頸癌病患在治療的三到五年後，有高達六成會在原處或局部區域復發，更有將近三成是轉移或在其他器官又出現新的癌症。

目前，頭頸癌患者的治療方式，從使用比例來看，前三名依序是手術、化療、放療。一旦復發，醫師能採取的方式通常還是手術搭配輔助治療，或再次進行放療或化療。（參見說明1）

【註2】
在三十五個ＯＥＣＤ國家中，發生率前三高的國家分別是台灣、匈牙利、葡萄牙。死亡率前三名則為匈牙利、台灣、斯洛伐克共和國。

以看似治療成效最高的手術而言，病患只有約百分之二十二至三十九的比例可存活超過五年，其他人則平均存活約二十個月。如果使用放療跟化療的效果更低，能存活超過五年的，幾乎不到百分之五。（圖3-1）

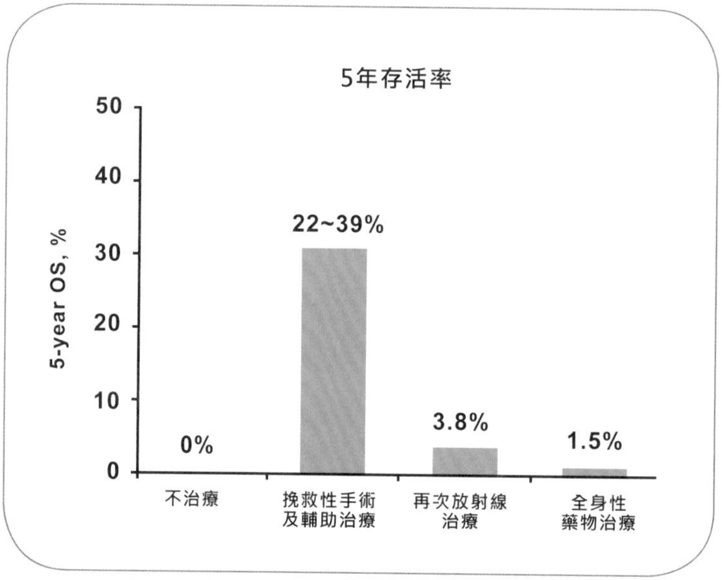

圖 3-1
頭頸癌治療的五年存活率

至於化療合併標靶藥物，因為腫瘤細胞會對標靶藥產生抗藥性，根據過去的治療經驗，大約也只能延長病人三到六個月的壽命。

使用免疫治療，一年存活率可提高兩倍

免疫檢查點抑制劑解開了原本被腫瘤細胞抑制的免疫鎖鏈，讓身體的免疫

細胞重新啟動，因此可應用在各種癌別的治療中，頭頸癌自然也不例外。

從近幾年的臨床試驗中可以看到，免疫治療顯著增加了頭頸癌患者的存活率。跟接受傳統標靶治療或化療的患者相比，一開始就使用抗 PD-1（Nivolumab）藥物的病患，一年的存活率可達到將近百分之四十，幾乎是前者的兩倍。

而且進一步再追蹤長期的療效也發現，患者的存活期會有所謂的「長尾效應」【註3】。（圖3-2）這種趨勢在一些較早開始進行的研究中，甚至已經穩定維持到五年、七年以上，也因此被認為有治癒癌症的潛力。

【註3】

「長尾效應」指的是在統計圖上所呈現的一個趨勢。在研究某種治療的效果時，長尾延伸得愈長，代表療效愈穩定、維持得愈久。

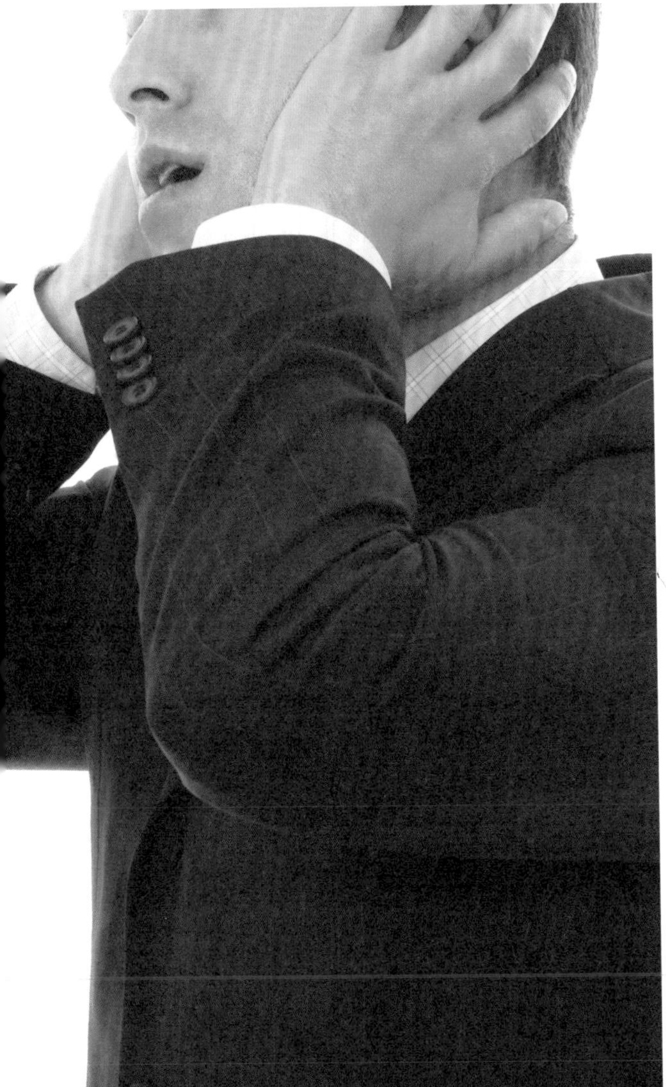

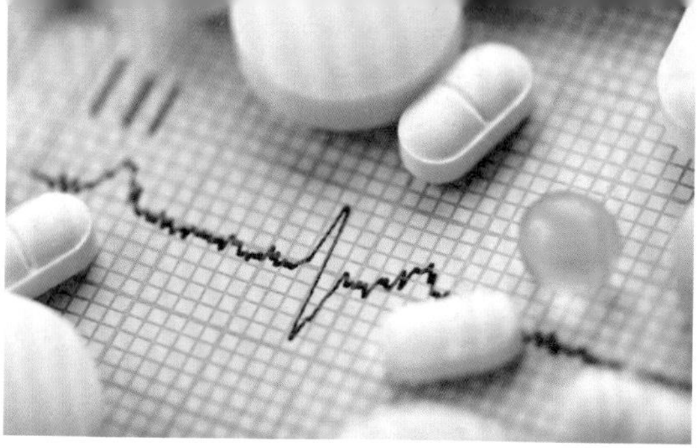

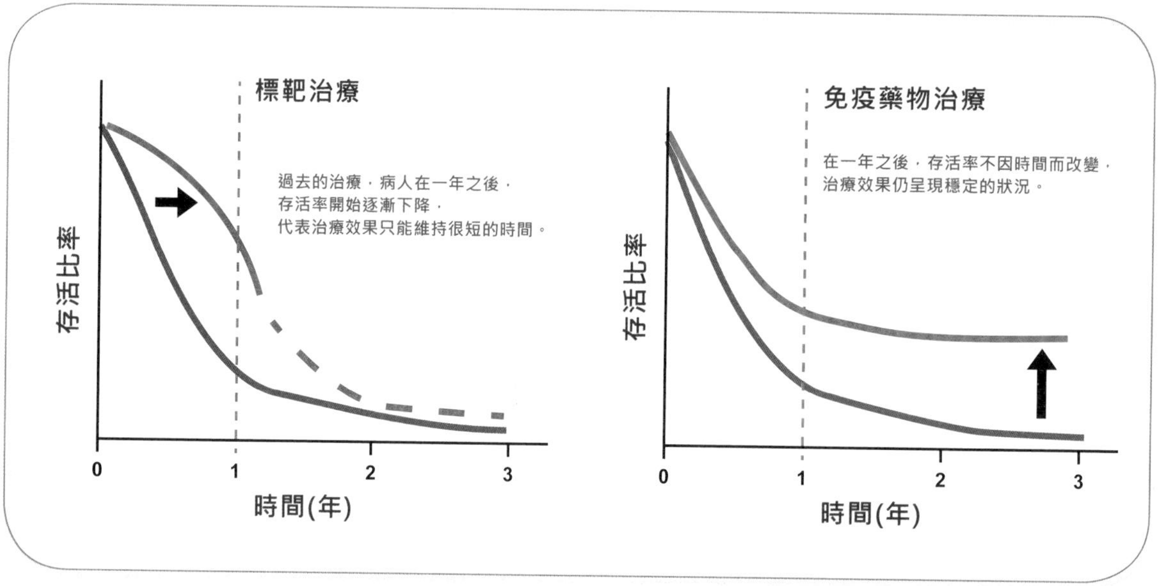
標靶治療
過去的治療，病人在一年之後，
存活率開始逐漸下降，
代表治療效果只能維持很短的時間。
存活比率
0
1
2
3
時間(年)
免疫藥物治療
在一年之後，存活率不因時間而改變，
治療效果仍呈現穩定的狀況。
存活比率
0
1
2
3
時間(年)

圖 3-2
病患的存活率是癌症治療的最終目的。當病患存活率在一定時間之後不再有顯著的惡化，且時間維持得愈久，代表治癒的機會愈大。

當然，隨著社會觀念的改變，愈來愈多人也開始重視如何有意義的存活。我們從臨床的試驗中也發現，接受免疫治療的頭頸癌病患，相較於傳統治療也能獲得較好的生活品質。包括維持比較好的社交關係、較少出現嘔吐、疲倦、腹瀉、體重減輕等情況，也較少出現嚴重的副作用。

唯一比較需要注意的是免疫治療可能引發包括皮膚、肺部、肝、腎臟等器官的免疫反應，這些症狀包括發炎、發燒、神經系統的障礙、或皮疹等。

這些症狀有時會跟其他疾病相似（可參見：【問答篇】PART5 免疫問答集），除了醫療團隊必須跨科合作照顧、持續追蹤病患治療後的狀況，病患也得提高警覺，一旦懷疑有免疫反應的症狀，就要立即回診就醫。

在這裡，跟大家分享一個頭頸癌患者的治療經歷。

我有一位五十四歲的病患，二〇一二年診斷出局部晚期的下咽癌，因為無法手術，他先後接受了紫杉醇的化療、放射與標靶治療。一開始治療效果都不錯，腫瘤完全緩解，之後幾年他也規律地回診追蹤。但去年他又被診斷出食道部位的原發癌。

在經濟條件的允許下，這位病患決定嘗試抗 PD-1 的免疫藥物治療。

經過兩次療程，病人肺部病灶幾乎完全消失了，喘、咳的症狀也有明顯改善。除了治療期間容易感到疲累，也幾乎沒有其他不適的症狀。不過，約半年左右的某天晚上，這位病患突然發燒、喘個不停，送到急診後發現，病人肺部下方有浸潤、肋膜積水，急診醫師一度懷疑是細菌性肺炎。

其實這就是很典型因免疫治療引發的免疫不良反應，如果用一般細菌感染所使用的抗生素是沒有效果的。因此，在得知病患的治療史之後，醫療團隊趕緊給予類固醇藥物的治療。

想不到這位病患出院後又因為類固醇藥物劑量調整太快，不到一週肺炎又復發。所幸病患都有按時回診，主動提及喘、咳與胸痛的症狀，才趕緊再收住院給予治療。病患一共住了將近四週才出院，但現在的情況都非常穩定了。

因此，我都會呼籲病患，定期回診追蹤並提高警覺是減少免疫副作用的關鍵。若有到不同科別、醫院就醫，或因不適回到急診，也都應該主動告知醫護人員曾經接受免疫治療。

事實上，一個專業的治癌團隊也應該要能提供多專科團隊的診療照顧模式，共同為病患擬訂出最適合的治療方案。病患在選擇治療團隊時，不妨也依此作參考的依據。

尤其頭頸癌因為發生位置上分布著豐富的血管及神經，關係著包括吞嚥、呼吸、講話、聽力等日常生活重要的功能，在治療過程中，容易引起一些無法避免的後遺症，像是外觀的改變、疼痛、出血、呼吸與吞嚥問題、聽力受損等。也因此，用心的治療團隊在治療前，也必須思考如何兼顧療效與後遺症的發生，讓患者有最佳的生活品質。

說明 1

頭頸癌現有治療方式與侷限

◆手術：侵犯面積太大無法適用

適用對象僅限於病灶在局部、侵犯區域小、或未侵犯到高危險區的患者。

因腫瘤體積若太大或發生在高危險區域，如接近大血管，或是已經侵犯到鄰近重要內臟器官，如腦部，貿然手術可能影響到器官功能，甚至造成患者生命危險。而一些擴散、轉移類的腫瘤，也不容易透過手術切除乾淨。

◆**放射線治療：只能就局部癌症侵犯做治療**

因為放療為一種局部癌症治療，對於已經多處全身轉移的病患在接受時候會相當辛苦，且為了將放療的劑量控制在人體可承受的範圍中，實際治療時通常有極限劑量。

近年國內也引進新型的調控式放療設備，如「螺旋刀」。相較傳統的直線加速器，能使放療儀器以三百六十度的螺旋式角度進行定位，可更精準地照射到腫瘤組織，降低對正常組織的傷害範圍。利用這種方式，可增加放療的次數，也有機會對復發的位置再次進行照射。

◆**化學治療：患者的身體負擔大**

腫瘤侵犯位置太大或已有轉移的病患，唯一能使用的方式就是化療。原理是利用細胞毒殺藥物，如鉑金類紫杉醇藥物或是口服化學治療藥的藥物來抑制、毒殺快速增殖的癌細胞。

但化療的毒性大，也會傷害到身體正常的細胞組織。患者本身的體力或家庭資源是否足以支持病人承受後續而來的副作用，將會是醫師拿捏藥物劑量時很重要的考量，必須非常謹慎。

◆**標靶治療：侷限特定腫瘤的基因表現**

去年一月，健保署也通過頭頸癌標靶治療的給付，對於轉移或復發的頭頸癌病患，可與化療合併使用，使得頭頸癌復發病患又多了一項治療選擇。

03 肺癌：免疫檢查點抑制劑成肺癌治療主角之一

專家諮詢／部立雙和醫院胸腔內科主任 李岡遠
文字整理／ 李佳欣

「近年，免疫治療已在愈來愈多肺癌病人身上看到成功經驗。」

根據衛生福利部國民健康署的癌症登記報告，肺癌近十年來一直是台灣發生率第二高的癌症，每年平均新增一萬兩千名肺癌病患。在死亡率的排名上，不管男性或女性，肺癌更是穩居第一名。

肺癌為什麼這麼致命？主要原因有兩個，一是肺癌早期症狀並不明顯，當病患有症狀而去就醫時，往往已經是晚期。再加上過去肺癌的治療方式較少，主要還是以化療為主，一旦治療效果不好，經驗再豐富的醫師也無計可施。

不過這幾年，肺癌治療的趨勢有了很大的轉變。我記得在二〇〇〇年前後，大多數的醫師都很怕聽到肺癌病人問：「醫生，你覺得我還可以活多久？」因為在那個年代，病人不治療，通常最多只能活六個月。但就算乖乖聽話接受化療、咬著牙承受相應而來的副作用，最後可能也很難活超過一年。

但後來病人的存活期大幅延長，愈來愈多來到診間的肺癌病人，幾乎都看不出來是癌症患者。大多可以正常工作、旅遊，回診時滔滔不絕地跟醫師分享生活的甘苦談。

這其中最主要的因素就是標靶藥物的出現。分析台灣二〇〇〇至二〇一三年肺癌治療的統計我們就可以發現，標靶治療出現後，肺癌病人的存活率便逐漸提升。尤其到了二〇〇七年，標靶治療納入健保給付，大幅降低了患者接受治療的門檻，存活率的增加幅度也更為明顯。（圖 3-3）

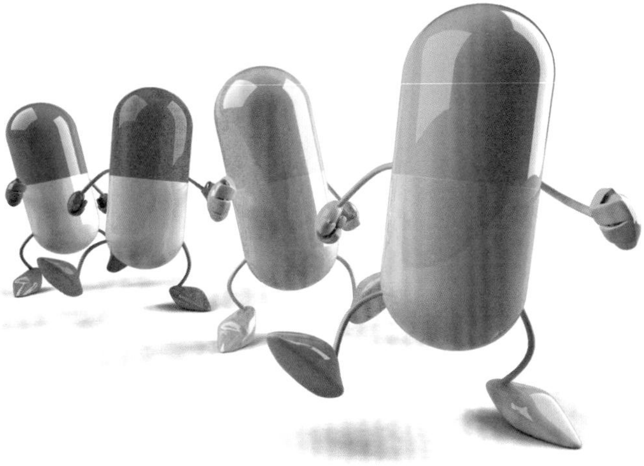

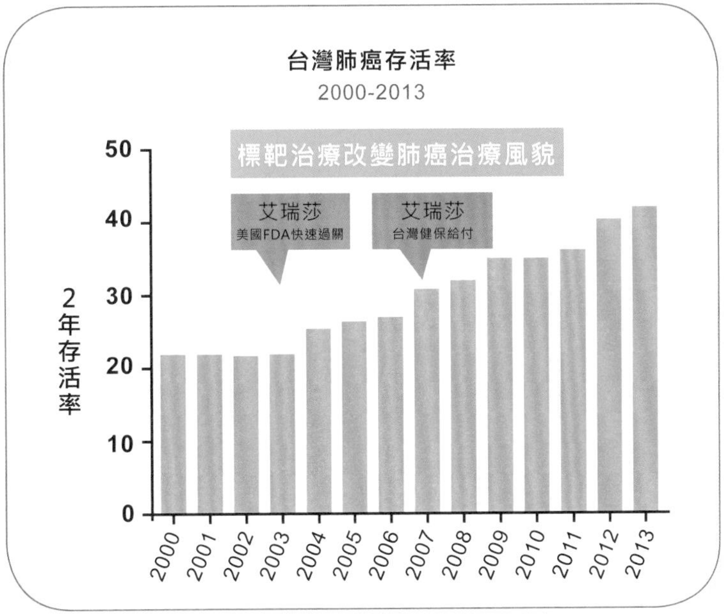

台灣肺癌存活率
2000-2013
標靶治療改變肺癌治療風貌
艾瑞莎
美國FDA快速過關
艾瑞莎
台灣健保給付
2年存活率
50
40
30
20
10
0
2000
2001
2002
2003
2004
2005
2006
2007
2008
2009
2010
2011
2012
2013

圖 3-3　台灣肺癌存活率

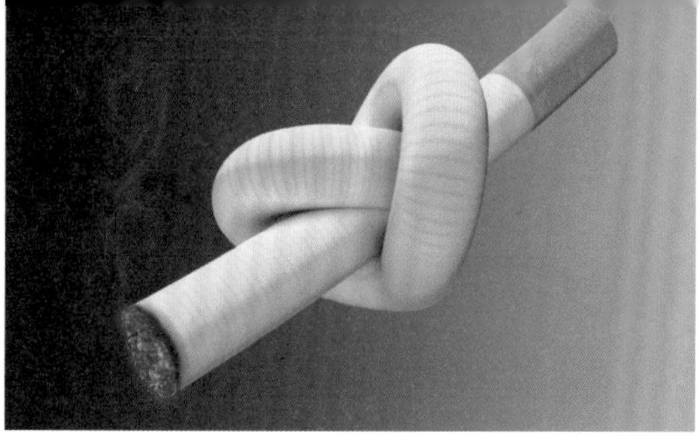

免疫治療，已成肺癌治療的主角之一

不過，標靶治療的出現雖然為肺癌的治療增添了一項新的利器，但它在對象與療效上仍有侷限。

因為肺癌依照分化程度與型態特徵又可分為小細胞肺癌、腺癌、鱗狀細胞癌與大細胞癌，其中，只有腺癌的細胞表現能被標靶藥物有效定位。而在台灣，這類的病患只佔所有肺癌的六成五，且即使是腺癌，也必須屬於特定的基因型。

所以算一算，實際上國內肺癌的患者只有約四成能接受標靶治療。而另外六成的病患，一旦化療後效果不佳，還是會面臨到無藥可用的困境。

自從免疫檢查點抑制劑問世後，肺癌的治療情況也開始轉變。尤其這三年來相關試驗非常多，許多國際案例上都可以看到，不管是哪一種類型的癌症，免疫治療都帶來了過去化療跟標靶治療中看不到的效果。

在一些早期進行的臨床試驗中，接受免疫治療（Nivolumab）的肺癌患者比起單純使用化療的病患有更高的存活率。不僅有些病患可存活超過五年，甚至還有一些人可以達到七、八年之久。事實上，五年存活期在癌症治療的定義中，已可以被認為是治癒癌症了。

而今年開始，肺癌免疫治療的相關試驗不僅持續增加，治療方式更有大幅進展，我們幾乎已經可以說，免疫檢查點抑制劑是肺癌治療的主角之一。

以往的研究，免疫治療介入時機多是在二線或三線之後，近來有越來越多的研究證實將免疫治療用於第一線有更優異的表現，針對第四期而無特定基因突變的患者，單獨使用免疫藥物或和化學治療合併使用已證實比傳統化學治療有更好的療效。也有一些研究同時讓患者接受兩種免疫藥物的治療，在腫瘤基因突變量高的病人身上看起來的治療效果也不錯。

最近還有一個針對局部晚期無法手術切除的非小細胞癌【註1】的研究發現，免疫治療有預防復發的效益。舉例來說，有些病患的腫瘤緊貼心臟組織，利用手術切除腫瘤，勢必就會傷害到心臟組織，傳統上便只能採取放療搭配化療的方式來治療。但令人無奈的是，病人往往會在不到一年之後再度復發。

現在，有些研究便嘗試在標準同步化療與放療後搭配免疫治療藥物（Durvalumab），成功將病人的復發時間從治療後的五點六個月延長到了十六點八個月。現在，美國也將這種治療模式納入局部晚期腫瘤的標準治療指引中。（註：台灣也已通過此項適應症）

免疫治療的下一步：更精準預測適合族群

雖然免疫檢查點抑制劑的療效很令人期待，但平均來說，只有約百分之十六至十八的肺癌病患對治療有反應。醫學界現在的一大挑戰就是設法在治療前就精準地找出這不到兩成的幸運兒，進而提高治療的成功率。

目前醫界已經使用的方式之一是藉由腫瘤細胞上的特殊標記來辨識療效。將病人的腫瘤組織切片後進行特殊染色，觀察腫瘤細胞上的分子表現。若病人表現出較高的**PD-L1**分子，代表使用抗**PD-1**的免疫檢查點抑制劑時，會有較好的治療效果；反之，若**PD-L1**表現的較少，療效也會通常較差。

一項第三期的臨床試驗就找出一群**PD-L1**表現量大於百分之五十的病患，讓他們在尚未接受其他治療前，先接受抗**PD-1**的免疫治療（Pembrolizumab）。結果發現只是多了一個篩選步驟，患者的整體反應

【註1】
局部晚期無法手術切除的非小細胞癌是指尚未轉移但又很難透過手術處理乾淨的第三期腫瘤。

率就從過去的百分之二十提高到將近百分之五十。而且總體存活期超過一年以上的比例，比起接受化療的患者還高出了兩成。

這個篩選腫瘤標記的方式對免疫治療的發展十分重要，現在國際上也陸續將這種方式視為臨床上的一種標準治療，並以腫瘤分子的表現來預測治療的結果。【註2】

另一個辦法則是依據腫瘤細胞基因的突變情況來做預測。腫瘤基因有突變的特性，一般認為細胞突變基因愈多，愈可能製造出跟正常細胞不同的蛋白質。而這樣的細胞可呈現出較強的抗原性，就好像是特徵明顯的壞人，因而容易被我們的免疫系統辨識出來。利用這個原理，醫界現在便使用一種「次世代定序儀」快速大量掃描腫瘤的基因，檢測出癌細胞的基因突變量。

試驗結果發現，腫瘤基因突變量高的病患，使用抗 PD-1 的藥物效果就會比較顯著。相反的，如果基因突變量低，接受免疫治療不但效果不顯著，還比傳統的化療還要差。

不過這項檢測因為做一次要花費十多萬元，健保也沒有給付，目前無法普遍使用。

從這樣的結果也可以讓大家知道，免疫治療雖然備受矚目，但還是有其適用性的限制，並不是說免疫治療就一定優於傳統治療。

【註2】

其他研究發現還包括：一、若將免疫治療用於肺癌晚期病患的第一線治療，PD-L1 的表現量至少要大於百分之五十。二、用在非小細胞癌症第二線治療時，若如果單獨使用 PD-L1 藥物，則 PD-L1 的表現量至少要大於百分之五。

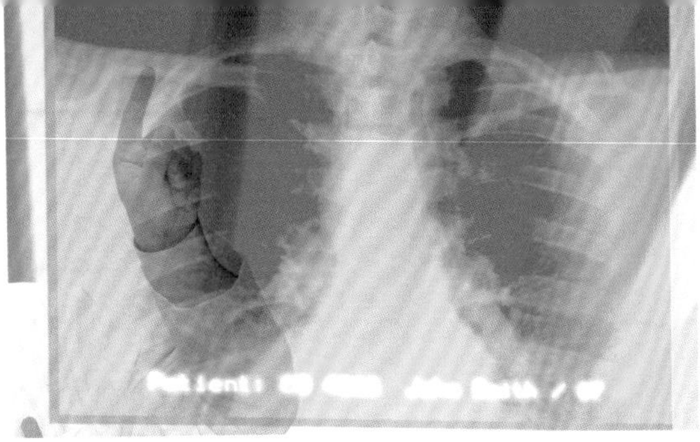

事實上，過去被認為治療肺癌成效有限的化學治療，也因免疫檢查點抑制劑的出現重新獲得重視。從一個臨床試驗的結果發現，病患同時接受化療與免疫檢查點抑制劑（Pembrolizumab），腫瘤反應率可達到將近百分之五十五。但若將單純使用免疫治療或化療的效果相加，腫瘤反應率也只有不到百分之五十。而且這種「一加一大於二」的效果，就算病人PD-L1的表現量低，也一樣能有很好的療效。

去年，我就有一位七十二歲的肝癌病患，在接受電燒治療後，又在追蹤過程中發現脾臟長了一顆腫瘤，被診斷是肺腺癌第四期的轉移。照了電腦斷層後，又發現頸部也有淋巴結的腫脹。在基因檢測後，發現患者是屬於EGFR/ALK的基因突變陰性，也無法做標靶治療。後來，我們替患者做組織切片的染色，發現病患PD-L1的分子表現量很高，便決定嘗試給予免疫檢查點抑制劑。現在這位病患的治療效果與生活品質都不錯。

台灣這幾年不僅核准了免疫治療藥物，也累積不少臨床試驗的案例。我們自己就看到不少病患在接受免疫治療之後，又獲得了新的希望。像是一名七十四歲、肺部鱗狀細胞癌第四期的患者，這類腫瘤對標靶沒有反應，對化療反應也不佳，後來參加臨床試驗接受免疫治療，目前腫瘤縮小，病患生活品質也不錯，已經獲得長期控制。也有肺腺癌的患者，原本腫瘤已經有多處淋巴腺轉移，因為腫瘤特定基因突變為陰性，不適合標靶治療。在嘗試免疫療法之後，患者的腫瘤也開始逐漸縮小。

看到這些過去可能要宣告放棄的肺癌病患，在免疫治療介入後情況獲得了改善，且效果也比預想中來得持久，身為醫師的我們都感到十分振奮。我們相信透過更多個人化的檢測、相關研究的交流，肺癌的患者接下來可用的治療選項一定會更多、更好！

04 肝癌：免疫治療效果已超越標靶治療

專家諮詢／台南市立醫院醫療副院長暨血液腫瘤科主治醫師　李楊成
文字整理／　李佳欣

「免疫治療用在肝癌晚期，效果已能超越標靶。」

肝癌的發生率在台灣排名第四【註1】，但死亡率非常高，近十年來，幾乎都穩坐在國人奪命癌症的第一、二名，也讓許多人一聽到肝癌就聞之色變。

為什麼肝癌這麼危險？難道是它的癌細胞特別頑強？倒不盡然。事實上，早期肝癌治癒機會很大，手術切除後和電燒的成功率很高。只是大部分的肝癌被診斷出來時，已經是晚期。晚期肝癌患者常見的症狀包括右上腹疼痛、發燒、黃疸、呼吸困難、食慾不振、腹水引起的腹部腫脹，以及因門靜脈壓力過高引起的腸胃道出血。但因為肝臟沒有神經，且只要四分之一就能維持正常機能，這些症狀在早期幾乎都很難被患者察覺，等到發現不適就醫，通常腫瘤都已非常大、甚至影響到其他功能了。

晚期的病患，無法手術的病患，可以利用電燒、酒精注射與血管栓塞等方式清除腫瘤。而近年來，也有很多種標靶治療的藥物可以使用。但整體來說，只要是晚期的病患，治療效果都不算太好。

【註1】
根據二〇一七年台灣癌症登記資料庫資料。

對付肝癌，免疫治療起步中

二〇一三年後，癌症免疫治療的觀念獲得證實，科學家找到了癌細胞躲避免疫細胞攻擊的機制，並成功地利用藥物加以阻斷。此後，醫學界幾乎都開始了癌症免疫治療的研究，腫瘤細胞可以強佔這些免疫檢查點，利用它們來壓抑人的免疫反應，降低免疫系統的作戰能力，因此，研發免疫檢查點抑制劑（immune checkpoint inhibitor）的藥物，阻斷免疫檢查點的活動，增強免疫系統破壞腫瘤細胞的能力，便成為重點，我們也在肝癌的應用上看到了令人欣喜的結果。

國際知名的《Lancet》雜誌於二〇一七年四月二十日刊登肝癌的第二期全球臨床試驗，讓使用標靶藥物後仍無效的病患接受免疫治療（Nivolumab），竟有百分之二十二的病患能夠有效地控制住腫瘤，使其不再擴大、甚至讓腫瘤部分或全部消失。而如果挑選歷次紀錄中結果最好的數值來統計，腫瘤被控制的比例甚至可以高達到百分之五十五，二〇一七年九月二十二日馬上獲得美國食品藥物管理局（FDA）核准為肝癌的第二線用藥【註2】。在很多人眼中，也許會覺得百分之二十二的比例並不算高，但如果回過頭來看，長期被認為是治療利器的標靶藥物，對肝癌的反應率其實也只有百分之二而已。

另一個免疫檢查點抑制劑（Pembrolizumab）也在國際知名的《Lancet oncology》雜誌於二〇一八年七月一日刊登肝癌的第二期全球臨床試驗，讓使用標靶藥物後仍無效的病患接受免疫治療，也約有百分之十八的病患

【註2】
Nivolumab in patients with advanced hepatocellular carcinoma （CheckMate 040）: an open-label, non-comparative, phase 1/2 dose escalation and expansion trial. The Lancet. JUNE 24, 2017.

能夠有效地控制住腫瘤，使腫瘤部分或全部消失。腫瘤被控制的比例甚至可以高達六成【註3】，也獲得美國食品藥物管理局（FDA）核准為肝癌的第二線用藥。

至於病人的存活期，相關研究則發現，比起單純使用標靶藥物，免疫治療平均可使患者多活將近五個月。而能夠存活超過十八個月的病患，也有將近三成，且在往後的兩年中，這群病患的病情似乎也未再惡化。

未來有更多免疫治療的試驗包括免疫藥物合併免疫藥物，免疫藥物合併標靶藥物應用於肝癌的治療，醫界預期會有更多更令人振奮的結果，讓更多肝癌病人受惠。另外接受免疫治療的肝癌病患，也比較能保有良好的生活品質。根據臨床試驗的報告統計，肝癌患者在治療後的症狀以皮疹、甲狀腺亢進、腦下垂體低下及腸胃道、肝臟的免疫過度反應較為普遍。比起化療造成的噁心、嘔吐或掉髮等，這些症狀多半可利用藥物獲得控制，整體的不適感也較輕微。

綜合這些成果，我們還是很看好免疫治療在肝癌的治療潛力。希望鼓勵更多肝癌的病患不要失去希望，但我們還是要提醒患者，免疫治療所費不貲，且目前只是起步階段，尚未能確保對所有人都有效，因此在接受治療前，病患還是要考慮本身的經濟狀況。而未來，免疫治療的方向勢必也會愈來愈個人化，利用各種檢測預測治療結果。

【註3】

Pembrolizumab in patients with advanced hepatocellular carcinoma previouslytreated with sorafenib（KEYNOTE-224）: a non-randomised, open-label phase 2 trial. The Lancet Oncology. JULY 01, 2018.

05 泌尿道腫瘤（腎細胞癌、膀胱癌）：免疫治療的先鋒

專家諮詢／林口長庚醫院腫瘤科主任暨免疫腫瘤學卓越中心主任　張文震
文字整理／李佳欣

「容易復發、治療選項稀少的腎臟癌、膀胱癌，在新型免疫治療出現後，也開始有了新的突破。」

談到免疫治療，其實治療泌尿道癌症的醫師應該算是先鋒之一，因為我們很早就開始採用免疫治療的觀念來對付泌尿道腫瘤。當時大家還不知道免疫系統有「踩煞車」的機制，只是想盡辦法增強免疫系統對癌細胞的攻擊能力。

如果病患體能狀況不錯，就會利用介白素（IL-2）或干擾素（IFN-a）、卡介苗（BCG）等藥物來活化病患身體內的免疫細胞。

但這種「傳統式的免疫治療」對病人來說效果依然很有限，且幾乎每個病人治療後都會出現嚴重的副作用，無一倖免。很多病人在過程中都非常難受，有的甚至產生憂鬱症。

而隨著免疫機制運作被研究得更透徹，「新型的免疫治療」鬆開了免疫細胞鎖鏈的鑰匙。免疫檢查點抑制劑的使用，也為泌尿道腫瘤的免疫治療開啟了一條更寬廣的道路。

身為腫瘤科的醫師，對比今昔，實在感觸良多。三、四年前我們還在好奇：「免疫治療可以治療哪些癌症？」但時至今日，我們反而好奇：「有什麼癌症是免疫治療無法對付的？」

當然，腎細胞癌與膀胱癌絕對不在這個答案中。

雖能早期發現，但一半病人會面臨復發、轉移

根據全球統計，腎臟癌病人中將近八成都是腎細胞癌。其成因複雜，主要被認為跟馬兜鈴酸有關，其他因素還包括遺傳、吸煙、肥胖、高血壓等。也有研究發現，一些特殊藥物與高蛋白飲食也較容易引發腎細胞癌。（說明1）

依據癌細胞擴散、轉移的情形，一般可將腎細胞癌分為四期（圖3-4），它跟肝癌十分類似，早期症狀不太明顯（說明2），在過去電腦斷層技術尚不普及時，病患多半在第三或第四期才被診斷出來。而近年隨檢驗技術進步，國人腎細胞癌的發現時機逐漸提前，已有將近六成的病患都可在早期被發現。

腎細胞癌早期的標準治療就是手術，且隨著冷凍治療、達文西手臂技術的出現，大部分的腫瘤也幾乎都能被處理得乾淨。但即便透過手術治療，仍然有將近百分之二十至三十的患者會在三年內復發。因此整體來說，還是有約一半的患者會成為晚期的腎細胞癌患者。

但現有腎細胞癌晚期的治療方式並不太滿意。晚期治療以手術與標靶治療為主（說明3）（圖3-5）。但手術適用對象很有限【註1】，僅能針對「單一部位轉移」的患者。至於標靶治療則主要「VEGF（血管內皮生長因子）」以及「mTOR（哺乳動物雷帕黴素靶蛋白）」兩種癌細胞特別活化的訊息傳遞路徑，雖能讓腫瘤部分縮小，但也僅能延長無惡化存活期，較難增加整體存活期。

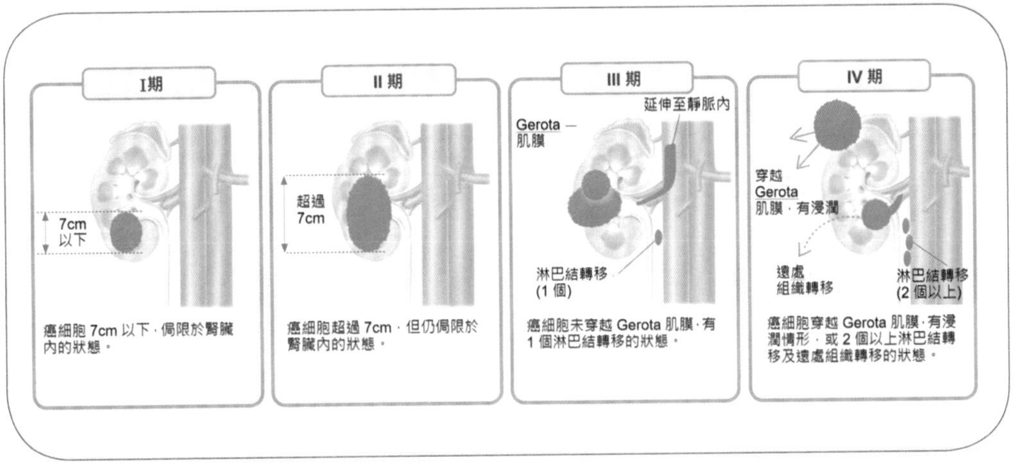
I期
7cm
以下
癌細胞 7cm 以下，侷限於腎臟內的狀態。
II 期
超過
7cm
癌細胞超過 7cm，但仍侷限於腎臟內的狀態。
III 期
延伸至靜脈內
Gerota
肌膜
淋巴結轉移
(1 個)
癌細胞未穿越 Gerota 肌膜，有 1 個淋巴結轉移的狀態。
IV 期
穿越
Gerota
肌膜，有浸潤
遠處
組織轉移
淋巴結轉移
(2 個以上)
癌細胞穿越 Gerota 肌膜，有浸潤情形，或 2 個以上淋巴結轉移及遠處組織轉移的狀態。

圖 3-4
腎癌細胞可分為四期。腎細胞癌的轉移，又以肺部、骨骼、遠端淋巴結或肝臟等位置居多。

【註1】
因腫瘤太大，可能擴散轉移或侵犯到高危險區域，切除時很難清除乾淨，也有影響器官功能之虞。

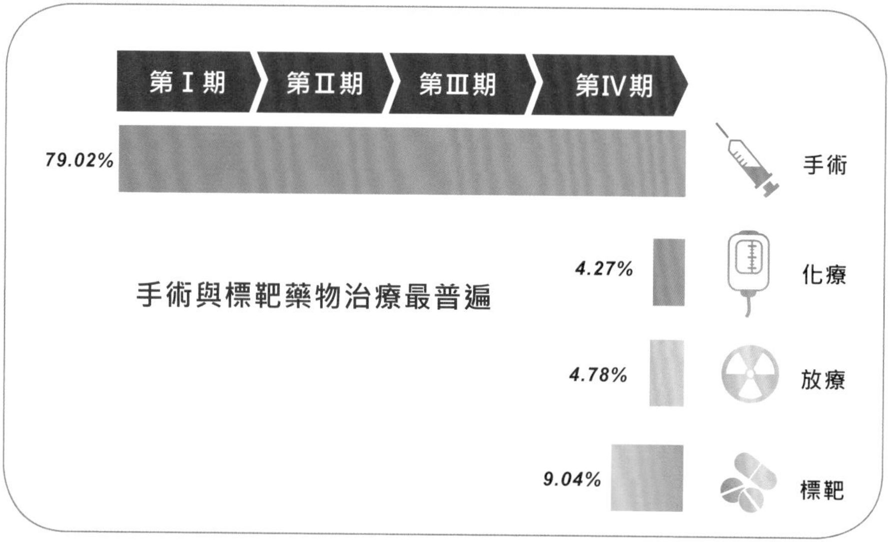
第Ⅰ期
第Ⅱ期
第Ⅲ期
第Ⅳ期
79.02%
手術
4.27%
化療
手術與標靶藥物治療最普遍
4.78%
放療
9.04%
標靶

圖 3-5
腎細胞癌治療方式，以手術、標靶為主

免疫治療，提高晚期腎細胞癌五年存活率

「新型的免疫治療」出現後，治療晚期腎細胞癌可以說是多了一項武器。一項進入二期的長期追蹤試驗發現，新型免疫治療可將晚期腎細胞癌患者的五年存活率從百分之十提高到約百分之三十。另一項第三期的臨床試驗則發現，比起標靶治療，接受新型免疫治療（Nivolumab）的患者在整體存活期上可延長將近六個月（前者為十九點七個月，後者為二十六個月）。

從腫瘤縮減的情況與病人的生活品質來看，免疫治療（Nivolumab）的效果也比標靶治療來得更好，腫瘤消失或消失超過三成以上的比例將近百分之二十六，是標靶治療的五倍。若病人一開始就合併使用免疫治療與標靶治療，還可以將比例提升至百分之七十三。【註2】

現在，也有一些研究開始將免疫檢查點抑制劑作為胃癌晚期的第一線治療。結果發現，針對預後較差或中等情況的腎細胞癌病患，免疫治療確實可為病患帶來比較長的存活期，腫瘤的縮小程度也比較大。不過，對於預後較好的腎細胞癌病患，目前看來還是標靶治療的效果比較好。

而去年四月開始，衛福部也已經核可將免疫檢查點抑制劑的藥物（Nivolumab），使用在經「抗血管新生療法」治療後的晚期腎細胞癌病患上。

【註2】不過必須提醒，腎細胞癌的腫瘤體積與存活期不必然相關。

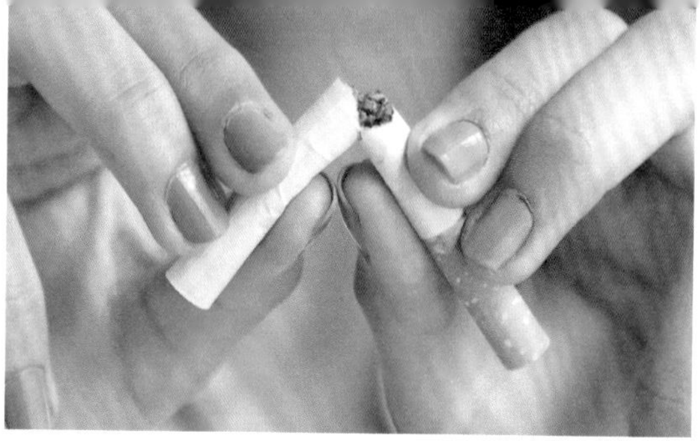

膀胱癌治療的發展，不再像是一片荒漠

在泌尿道的腫瘤中，另一個受益於免疫治療的癌症則是膀胱癌。

膀胱癌是屬於尿路上皮癌的一種，患者多為六十歲以上的男性。膀胱癌的治療自含鉑的化療藥物問世一直到二〇一二年，美國ＦＤＡ都沒有再核准過任何治療膀胱癌的新藥，相較其他癌症，膀胱癌的治療可說停滯了將近二十年之久，我們幾乎可用「一片沙漠」來形容它的治療進展。

新型的免疫治療藥物出現後，我們當然也趕緊嘗試用它來治療膀胱癌的病患，令人慶幸的是，目前的結果終於為病患帶來一絲曙光。

在一項已進入第二期的臨床試驗中可看到，新型免疫治療將標準化療失敗後的晚期膀胱癌患者一年存活率從不到百分之十提高至百分之三十七。而過去化療、標靶藥物雖短期可見到腫瘤縮小，但幾個月後通常都會再度惡化。但在免疫治療的情況中，有百分之七十七的病患的治療效果可以長時間維持，病患的生活品質也比較好。

雖然這些成果離「根治膀胱癌」還有一段距離，但走到這步對我們來說已算是一個大躍進。尤其透過免疫治療大幅降低了患者手術的範圍，有不少人能因此完整保留住膀胱，對提升病人生活品質具有非常重要的意義。

如果說治癒泌尿道腫瘤像在攀登一座崎嶇而蠻荒的山峰，免疫治療的出現就好像是有人將擋在路前的巨石推開，使我們能突破停滯不前的僵局，開始盡情向前大步探索。以前談到讓癌症變成慢性病，大家都覺得是不可能的事，現在我們似乎要開始改觀了！

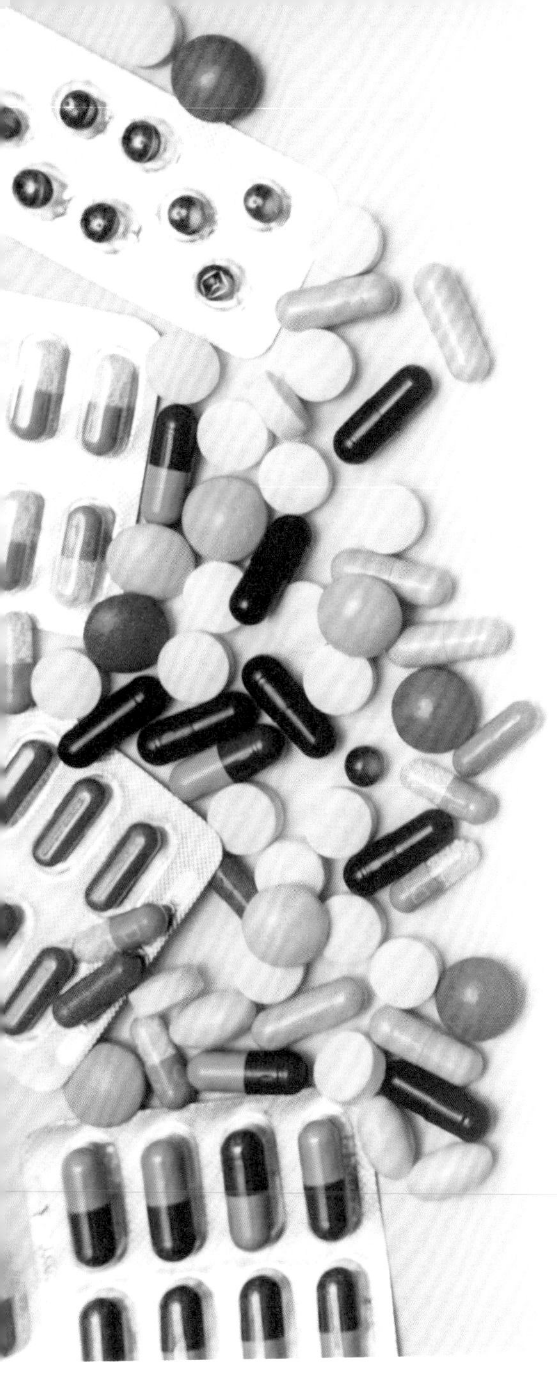

說明 1

這些因素，都是腎細胞癌的危險因子

*吸菸（百分之二十五）：尤其吸菸三十年以上、無使用濾嘴的人危險性更高。

*肥胖與高血壓（百分之十八）：高ＢＭＩ、高血壓的男性。

*環境因素（百分之十五）：接觸金屬舖、報紙印刷、焦炭供、乾洗、石化的工作者。

*放射物影響（百分之十）：弱a顆粒輻射源。

*遺傳（百分之八）。

*食品和藥物（百分之五）：攝取高量乳製品、動物蛋白、脂肪，少蔬果的飲食。紅騰草、含非那西丁的食物。

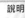

說明 2

出現這些症狀，要小心有可能是腎細胞癌！

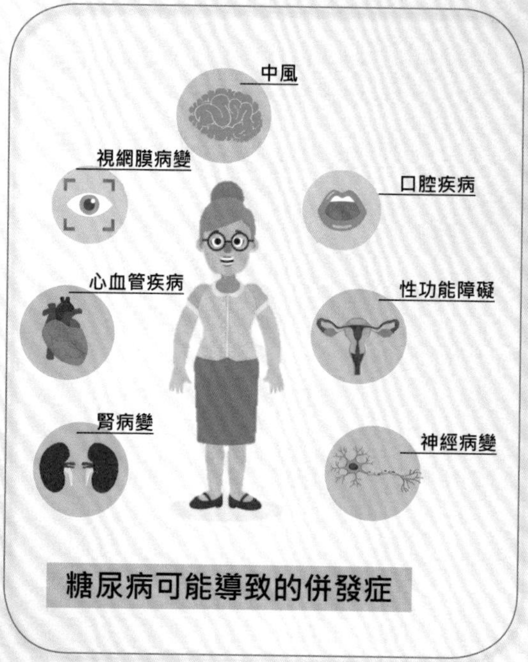
中風
視網膜病變
口腔疾病
心血管疾病
性功能障礙
腎病變
神經病變
糖尿病可能導致的併發症

＊血尿：

通常是無痛、間歇發作，肉眼可見全程的血尿。發病越久，血尿的發作頻率也高。

腎癌出血多的時候，可能伴隨腎絞痛。血尿的血塊呈現條狀，不過血尿與腫瘤體積大小無關。

＊腰痛：

多數是鈍痛，侷限在腰部，常因為腫塊增長、充脹到腎包膜引起。血塊通過輸尿管時，也會引起腰痛。當腫瘤侵犯到周圍的臟器和腰肌時，疼痛會較重、且持續。

＊腫塊：

約三分之一至四分之一的腎癌患者就診時，會發現腫大的腎臟。

由於腎臟位置較為隱蔽，腫瘤在達到相當大的體積以前，不容易發現，因此當醫師可以摸到腫塊時，通常已經是晚期。

＊疼痛：

約有一半的人會產生，也是晚期的症狀。是腎包膜或腎盂被逐漸長大的腫瘤所牽扯，或因為腫瘤壓迫到腹部後壁的結締組織、肌肉、腰椎、腰神經，使得腰部有持久性的疼痛。

＊其他全身表現：

不明原因的發燒、高血壓、貧血、精索靜脈曲張、鈣離子上升。

說明 3

為何腎細胞癌晚期不使用放、化療?

這主要是因為化、放療對晚期腎細胞癌來說治療效果很有限。以化療來說，過去研究發現對病患存活期影響不大，且對亮細胞腎細胞癌（腎細胞癌中最常見的一種癌症種類）幾乎無效，病人還得承受如貧血、倦怠、噁心、嘔吐等難以耐受的副作用。因此大部分醫師幾乎都是在標靶治療失敗後，才會考慮用化療作為最後一線的救援療法。

至於放療，因病患會有貧血、皮膚刺激、毛髮脫落或長期頭痛的副作用，大多數醫師也不建議使用。現主要是用來控制轉移到骨骼、脊椎、腦部所導致的疼痛症狀。

06 胃癌：免疫治療讓你有更多選擇

專家諮詢／台北榮民總醫院腫瘤醫學部藥物治療科主治醫師 陳明晃
文字整理／ 李佳欣

「如火如荼開展的免疫治療，也開始適用於晚期胃癌的第三線治療了。」

胃癌是十分普遍的癌症，雖然近年在全世界的發生率有逐年降低的趨勢，但根據世界衛生組織統計【註1】，胃癌仍為全世界排名第五常見的癌症，死亡率更高居第三。

其中，亞洲人又被認為是最容易罹患胃癌的族群，且多屬於發生在胃下半部的「遠端胃癌」，一般認為跟愛好醃漬類、燒烤的飲食習慣及幽門螺旋桿菌有關，目前全球就有一半以上的患者集中在亞洲地區，尤其以中、日、韓三國最為嚴重【註2】。

而在台灣，因胃癌增加速度比不上肝癌、乳癌等癌症，這幾年胃癌在十大癌症的排名中逐漸退居五名之外，國人對胃癌的關注度也逐漸變少。但只要我們進一步分析就會發現，其實胃癌對國人的威脅並沒有改變，近五年來台灣每年胃癌新增人數都還是維持在近四千人左右，每年更奪走約兩千人的性命。（圖3-6）

年份	2010	2011	2012	2013	2014	2015
胃癌人數	3926	3874	3835	3830	3822	3849

圖 3-6　台灣每年胃癌人數並未減少

【註1】

二〇一四年世界衛生組織「世界癌症報告」。

【註2】

近年研究證實，幽門螺旋桿菌是引起胃癌的重要致病因子，感染者罹患胃癌風險比非感染者高出二至七倍。而幽門螺旋桿菌治療，可降低胃癌發生率。過去日本是罹癌率排名第一的國家，但因近年擴大實施胃鏡檢查、幽門螺旋桿菌篩檢並對相關治療予以給付，使得日本胃癌的發生率和死亡率大幅下降。

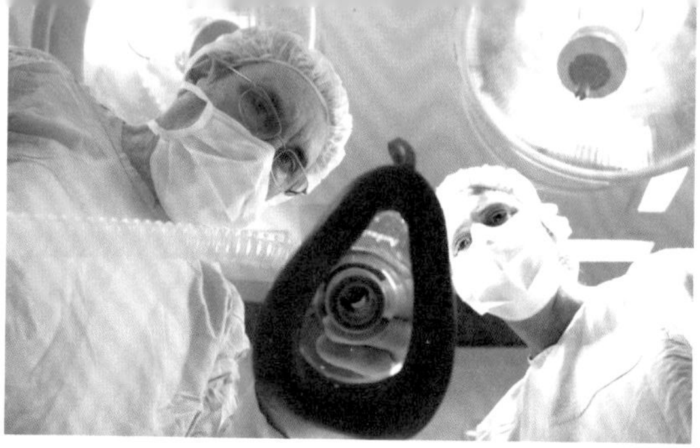

胃癌治療的挑戰：發現晚、存活率低

事實上，早期胃癌並不可怕。早期胃癌因病灶僅在黏膜上，只要以內視鏡黏膜切除或手術，並日後持續觀察即可，不需搭配其他輔助性治療。最重要的是，早期胃癌的預後通常很不錯，五年存活率可達到八至九成。

但如果發展到二、三期（當腫瘤侵犯至黏膜以下，或開始轉移到淋巴），病人五年存活率就下降至三到五成。標準治療方法仍是先以手術清除腫瘤，再搭配化學性的輔助治療降低日後復發的機會【註3】。現在最常使用的化療藥以艾斯萬（TS-1）為主，健保也有給付，比起單純使用手術，化療可將病患的五年存活率從百分之五十三提高至百分之六十五。如果是淋巴轉移的第三期病患，若自費合併使用歐洲紫杉醇類的藥物，還可再減少約百分之十六的復發機率。

不過，由於胃癌早期症狀跟常見的胃炎、消化性潰瘍或腸胃功能障礙十分類似，病患常不以為意，再加上國人較少有接受胃鏡檢查的習慣，在初次診斷出胃癌的病患中，只有將近三成是早期胃癌。反之，治療最困難的晚期胃癌（轉移較深的第三期與第四期患者）卻高達四成以上。

晚期的病患由於腫瘤已經轉移，第一、二線治療都只能採取化學治療。基因檢測為HER2陽性的病患，雖還可合併使用標靶藥物【註4】，但晚期胃癌患者中HER2陽性的病患只有百分之六左右，可受益的人十分有限。而一旦一、二線都失敗，就沒有標準的治療方式，醫師通常就只能視情況再嘗試一些未曾用過的化療藥物或停止治療。

然而，在沒有新治療之前，晚期胃癌的五年存活率幾乎都很難超過一成，大部分患者從得知罹癌到離開人世只有不到一年時間，也往往對家屬造成很大的衝擊。

免疫治療，晚期胃癌患者選擇更多

免疫治療出現後，我們當然也迫不及待想了解它對胃癌的療效。

雖然比起黑色素癌或肺癌，胃癌的相關研究開展得較晚，但從幾個最新的研究中我們已經看到了令人欣喜的成果。

最近一項只招收台、韓、日三國病患的大型臨床研究，將第二線治療後仍復發的晚期病患分成兩組，分別給予免疫藥物（Nivolumab）與安慰劑。結果發現，接受免疫治療的病患中，有將近四成出現腫瘤縮小的情況，更有一成的病患腫瘤縮小比例超過百分之三十以上。而對照組的腫瘤反應率則幾乎為百分之零。

這樣的結果也反映在病患的存活期上。使用免疫治療後，病患一年存活期從百分之十二提升至百分之二十七，兩年存活期更從百分之五增加為百分之十二，幾乎都是原本的兩倍以上。

而在胃癌的應用上，免疫治療也同樣發揮了「長尾效應」。如果病人對藥物有反應，平均在一點六個月後就可看到腫瘤縮小或症狀的改善，且這樣的效果可維持將近十個月之久。

有鑒於這些突破，國內今年也正式開始核准兩種免疫藥物用於晚期胃癌的第三線治療。（圖3-7）

【註3】

在胃癌的輔助性治療中，放射治療除了對「多顆淋巴結轉移類型」的患者較有幫助外，其他的類型治療效果都不太好。因此，一般來說，比較少將放療納入胃癌的標準治療中。

【註4】

根據統計，合併使用化療與標靶治療，可延長平均六個月的存活期。

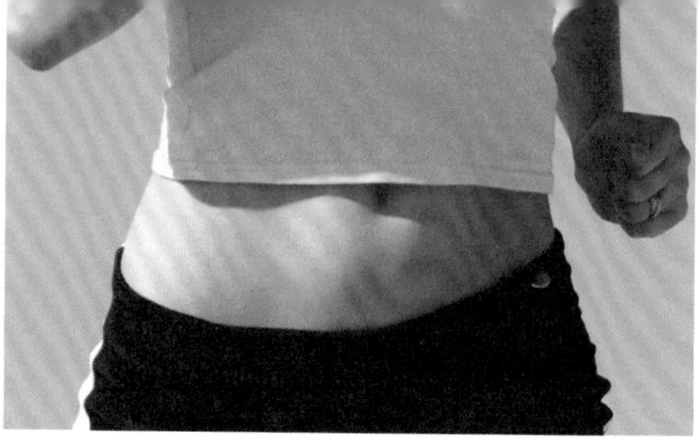

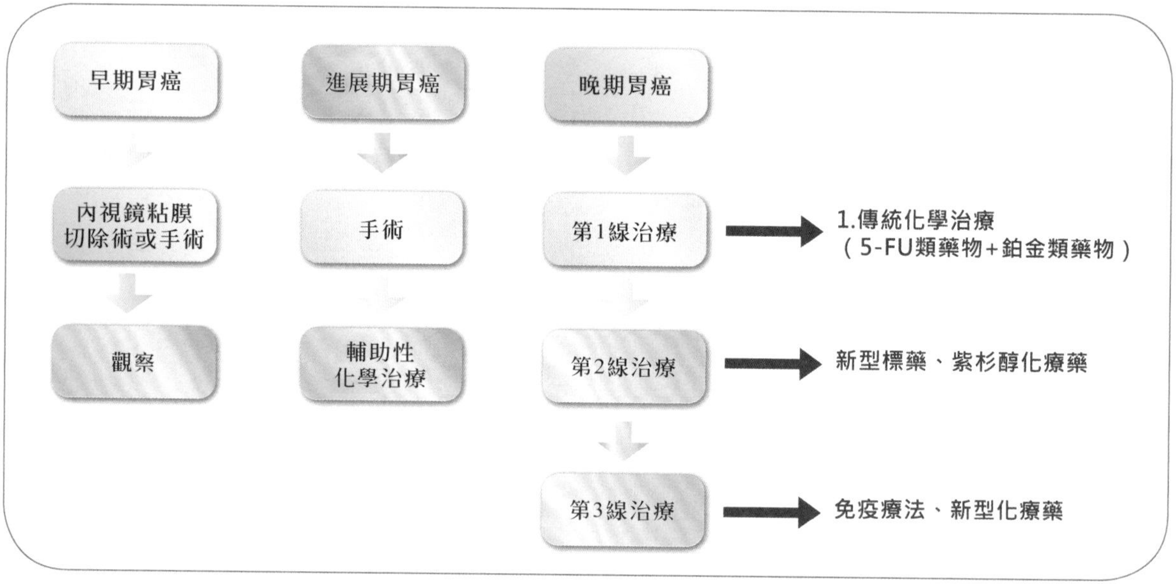

圖 3-7　不同期別的胃癌治療

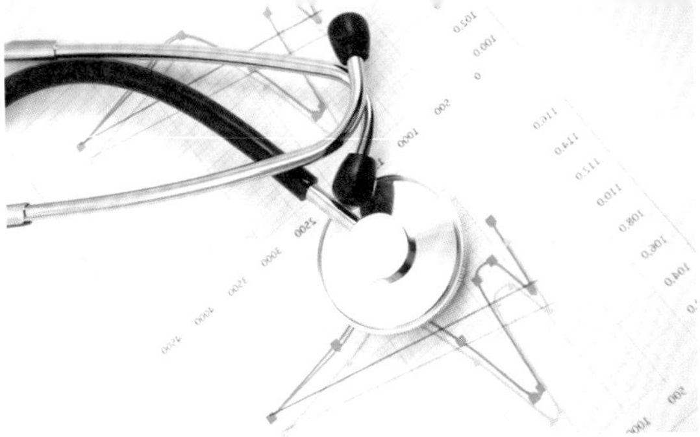

當然也有些人會好奇，免疫治療對哪些胃癌患者是有效的？是否也跟其他癌症一樣可靠特定的腫瘤標記來預測療效？

跟其他癌症類似，胃癌病患使用免疫治療的反應率目前也是兩成左右，我們北榮這兩、三年累積近三十個案例，結果也差不多落在百分之十二至十六。因此，如何找到適合的人選絕對是免疫研究現在的主力。

從現有研究中，我們確實可以看到使用抗 PD-1 藥物（Pembrolizumab）的病患，若腫瘤的 PD-L1 表現量高，治療的效果也會比較好。不過差異並不算太大，且這些研究都剛起步，因此尚未發展成胃癌治療的具體建議。

比較需要提醒的是，在接受免疫治療後，需特別注意後續的免疫反應。在胃癌的治療中，大部分的免疫反應多會集中在前三個月出現，之後隨著時間愈久，情況也會逐漸改善。但還是有約一成的病患可能發生較嚴重的免疫反應，有時病患甚至得因此中止治療。

先前，我們就曾遇過一位病患在治療後發生嚴重的心肌炎【註5】。他是在治療返家後的某一天清晨，突然感到心跳加速、暈眩甚至有點呼吸困難，病患很有警覺意識，當下立刻想到可能是發生了免疫反應，第一時間就立刻掛了急診。

急診團隊檢查後發現病患心電圖異常、心臟功能也下降，趕緊替他安排心導管檢查。在確定無其他可能因素後，立即給予類固醇藥物，才解除了這場危機。病人雖然治療效果良好，也因有副作用而無法再接受免疫治療。

【註5】

這位病患是參加臨床試驗，且併用兩種免疫藥物。一般認為這種方式會比使用單一藥物來得好，但免疫反應也會較為嚴重。

免疫檢查點抑制劑的出現，使得我們對抗癌症時又多了一項武器，也看到了治癒癌症的曙光。但由於治療費用昂貴，目前能受益的病患相對很有限。我相信不久的將來醫學界一定能找出更具預測力的檢測，而免疫治療的費用也會慢慢地不再那麼昂貴。

不過，或許我們可以先期待晚期二線治療的健保給付。事實上台灣的胃癌治療能力已跟鄰近的日本差不多，我們在不分期的手術五年存活率可達到五成以上。但單看晚期胃癌的存活率，我們卻比日、韓、新加坡等國家都還低。這主要是因為目前針對晚期胃癌治療，健保只給付到第一線的化療藥，使得不少晚期患者因經濟因素放棄嘗試第二線的化療。

在等待黎明到來前，讓我們一起努力，相信在不久之後，健保能開始給付晚期胃癌第二、三線的治療，讓更多晚期的病友能在抗癌之路中走得更久更遠。

說明 I

除了免疫治療，晚期胃癌還有這些新藥

在免疫治療如火如荼開展的同時，其實晚期胃癌的治療也有幾個新的進展。例如最近就有研究發現，過去用在大腸癌最後線的一種化療藥物「朗斯弗」，可用來延長晚期胃癌患者一到兩個月的存活期。這種藥物可造成癌細胞ＤＮＡ的損傷，藉此達到抑制腫瘤生長的目的。目前，國際間已經將這種藥物跟免疫治療列入第三線的治療建議中。

在二線治療上，現在也有一種抗血管新生的新型標靶藥物「欣銳擇」，可阻斷癌細胞生成新的血管，使癌細胞因缺乏營養和氧氣而無法繼續增殖。這種治療不需要基因檢測，可與化學治療合併使用，可增加將近四個月的存活期。

07 何杰金氏症：

免疫檢查點抑制劑為頑固疾病帶來新希望

專家諮詢／台灣癌症基金會副執行長暨萬芳醫院血液腫瘤科醫師 張家崙
文字整理／李佳欣

「針對特別頑固、復發的何杰金氏症，免疫治療帶來了值得欣喜的成效。」

何杰金氏症（又稱為何杰金氏淋巴瘤）是淋巴癌的一種，在台灣的發生率較低，每年平均只有約兩百名的新增病例，只佔所有淋巴癌病患的不到一成。

淋巴癌是一種淋巴系統的腫瘤，其發生來自淋巴系統中病變或分化突變的細胞，因影響正常細胞的運作，造成淋巴組織中逐漸形成不正常增生的組織。由於淋巴佈滿全身，腫瘤的位置不侷限在單一器官，從淋巴結、胃腸道、唾液腺、鼻腔及鼻咽部、皮膚、眼窩、脾臟、呼吸道、中樞神經系統、甲狀腺，都有可能是其藏身之地。

何杰金氏症是所有淋巴瘤分類中生長較為快速的淋巴瘤，且比較容易發生在十五至三十四歲的年輕人身上，不過跟大多數的淋巴癌一樣，都被認為跟免疫系統的缺失有關。如長期服用免疫抑制劑的患者或罹患自體免疫疾病、愛滋病毒感染的患者【註1】。

現有治療方式，五年存活率已能達到八成

雖然何杰金氏症較為罕見，所幸它較少侵犯到淋巴結外的器官（說明1）大部分的病患在治療後，都可達到良好的控制效果。

不論早期或晚期，何杰金氏症目前最主要的治療方式都是化學治療，差別只是在於使用量的多寡。若腫瘤長在特殊部位或進入二、三期，則會同時合併放射線治療來減少復發的機會【註2】，大部分的病患治療後的預後也很不錯。

而針對治療效果較差或轉移的病患，第二、三線的治療除了有較新的化療與標靶藥物【註3】可以使用，也有些病患會採取自體幹細胞移植、骨髓移植等方式來治療，都可更進一步增加對腫瘤的控制、延長存活期。平均來說，何杰金氏症患者的五年存活率可達約百分之八十五以上，十年存活率也有將近百分之八十。

不過，長期存活不代表治癒癌症。根據統計，還是有約五分之一的病患在試過各種治療後仍發現轉移。而且一旦復發，這群病患幾乎很難再透過其他化療藥物來改善病況【註4】。

【註1】

此外也有人認為病毒及幽門桿菌的感染會提高罹癌風險，包括EB病毒、C型肝炎、疱疹病毒與幽門螺旋桿菌等。

【註2】

例如長在鼻腔或鼻咽腔淋巴內、侵犯到脊椎及腦部的淋巴瘤，或體積較大的腫瘤，就需要在早期就採取放射治療。

【註3】

標靶治療主要是利用何杰金氏淋巴瘤細胞上具有CD30表面抗原的特性。

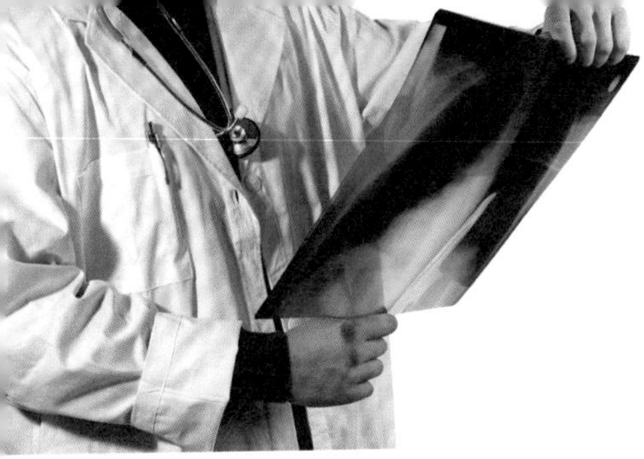

再加上何杰金氏症的病患多半是年輕人，化、放療後所產生的副作用，像是不孕症、白血病、心衰竭，肺纖維化等，對病患後續生活產生的影響也會比較大。因此腫瘤科醫師還是一直盼望能找到副作用更小、療效更好的治療方式。

「貓頭鷹的眼睛」容易被免疫細胞辨識

免疫檢查點抑制劑的出現，可以說使何杰金氏症的治療再向前邁進了一大步。

在一項臨床試驗中可以看到，經自體幹細胞移植、標靶、骨髓移植等仍復發的病患使用抗 PD-1（nivolumab）後，有將近六至七成的患者淋巴腫瘤出現顯著的縮小，更有約百分之十七的患者腫瘤完全消失，效果非常驚人。而且病人的存活期也能有效延長：不僅腫瘤完全消失的病患可存活超過二十個月，部分縮小的病患平均也可活超過至少十三個月。

在另一個抗 PD-1 藥物（pembrolizumab）的試驗中，也同樣可看到類似的效果。對於使用過各種化療皆無效的病患，免疫治療的反應率可達到六至七成，且約有兩成的病患腫瘤完全消失。

這樣的治療潛力，從腫瘤本身的特性中也可以得到印證。

何杰金氏淋巴瘤是個相當特別的腫瘤，它的癌細胞有個典型特徵，名叫 Reed-Sternberg 細胞（又稱作 RS 細胞），僅佔據約略百分之一的體積，在顯微鏡觀察之下看起來很像是一對貓頭鷹的眼睛。

【註 4】根據統計，約有百分之十的何杰金氏症患者會存在化療耐性。

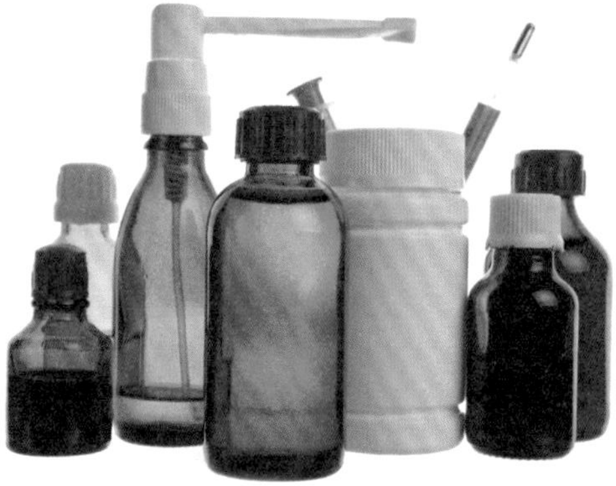

有趣的是，這個細胞似乎也特別容易被免疫系統察覺，我們在電腦斷層的影像中經常可看到RS細胞的周圍聚集著大量的T細胞、B細胞與巨噬細胞等，但即便被免疫大軍團團包圍，這對「貓頭鷹的眼睛」還是晝夜不休地在病患體內東張西望著。

研究也發現，何杰金氏淋巴瘤的基因有很高的比例會產生突變，可促使淋巴瘤細胞上的PD-L1（這種分子會與T細胞上的PD-1結合，啟動T細胞的抑制作用）表現增加。

這些特性都共同指向了一個可能性：何杰金氏淋巴瘤之所以能存活，勢必對我們的免疫細胞產生了很強的抑制作用。

也因此，一旦透過藥物阻斷它對免疫檢查點的活化作用、使免疫功能重新被啟動，抗癌的效果也會格外明顯。

不過，即便免疫治療的效果如此顯著，但對大部分的患者來說，現有的治療其實已經能提供非常好的療效。且還沒有足夠的研究證據顯示這些新藥可以取代標準的化療、標靶與自體幹細胞移植。

因此，目前仍會建議病患先採取傳統治療，除非是頑固性、或復發的何杰金氏症患者才應考慮使用免疫療法。如果對治療有反應，約在六至十二週可以看到結果。

而除了免疫治療，醫學界也仍持續精進放、化療的治療方式。像是尋找出可分類病患的生物標記、並藉此給予副作用較小的藥物，或是能縮小放射線照射範圍的放療方法，減少對胸部臟器的傷害等。

由此可見，未來癌症治療的方式一定會愈來愈多元，也愈來愈個人化，相信在不久的將來，我們一定可以見到根治癌症的一天。

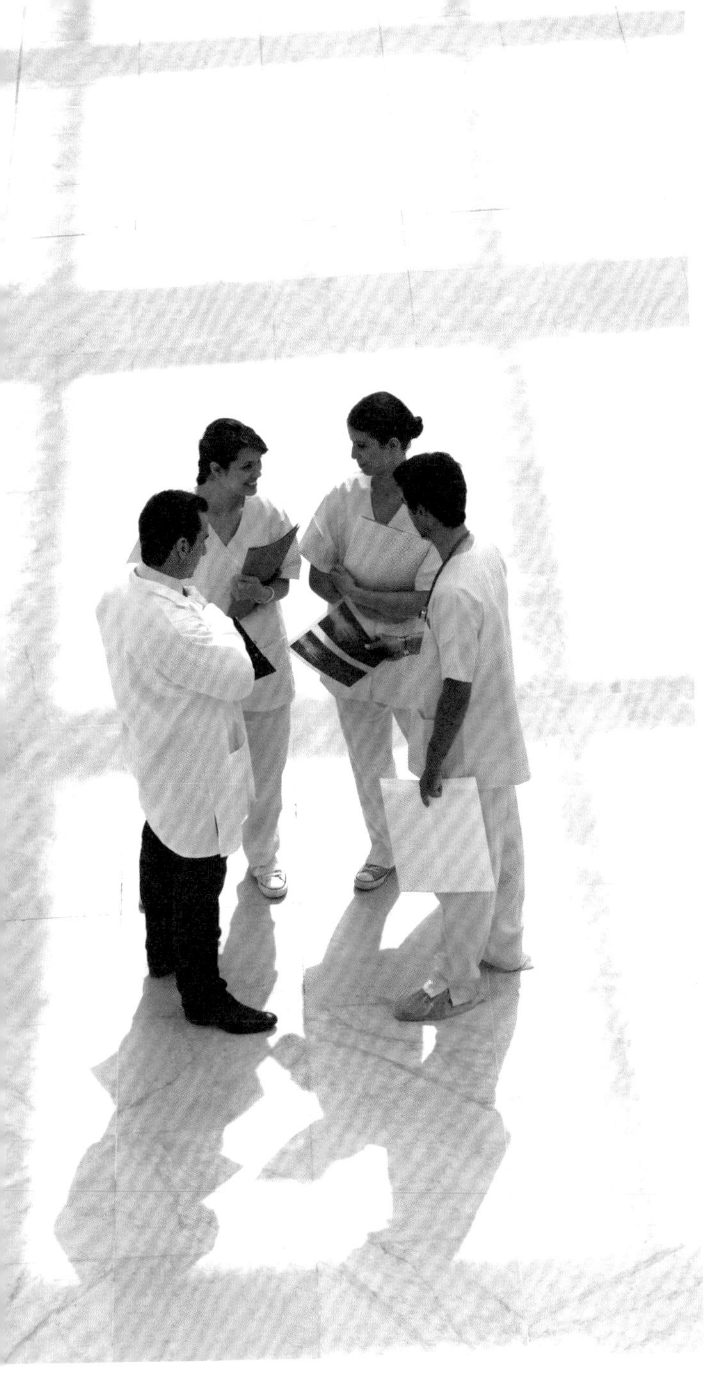

說明 1

何杰金氏症如何分期

第一期：侵犯單一淋巴結區域或單一淋巴結外的器官或部位。

第二期：侵犯橫隔膜同側兩個或兩個以上的淋巴結區域。

第三期：侵犯橫隔膜兩側之淋巴結區域，波及侷限性淋巴外器官或單一器官，亦可能波及脾臟或兩者皆有。

第四期：瀰漫性或散發性侵犯一個或多個淋巴結以外的器官或組織。例如：肝、肺、骨髓。

Part 4

〔新知篇〕

自體免疫細胞療法，也可戰勝癌症？

專家諮詢／台北醫學大學內科教授暨萬芳醫院癌症中心主任
台灣癌症基金會執行長 **賴基銘** 醫師
文／李佳欣

這幾年，隨著免疫檢查點抑制劑的出現，免疫治療已可說是繼手術、放、化療與標靶藥物之後，第五種抗癌的主力。不過，很多人可能不知道，免疫療法除了免疫單株抗體的藥物，近年醫學界也積極發展「自體免疫細胞療法」，利用自體免疫細胞培養擴增技術，強化病患對抗癌細胞的能力。

> 只要是利用免疫機制原理來對抗癌症的方式，都算是廣義的免疫治療。

在前面的篇章中（參見「前言、認識免疫系統」），我們已經知道樹突細胞（DC cell）、自然殺手細胞（NK cell）與殺手T細胞（cytotoxic T cell）肩負著消滅癌細胞的重責大任，一旦這些細胞出了問題或數量不足，身體對癌細胞的監控能力自然也會變差，進而導致癌症的發生。

免疫檢查點抑制劑，為免疫細胞療法的發展鋪出新路

簡單來說，免疫細胞治療就是要替病患的免疫大軍實施「精兵強軍」的計劃。

臨床的作法是先從病患的血液，分離出富含淋巴細胞的單核球細胞，再將

樹突細胞、自然殺手細胞或殺手T細胞與特定的細胞激素、腫瘤抗原共同培養，藉此活化、增殖免疫細胞，最後再輸入回患者體內。（圖4-1）

其中，有些是將樹突細胞與抗原共同培養後就輸回淋巴系統中，使其在患者體內自行教育T細胞，又被稱為「樹突細胞疫苗」。也有些是直接將T細胞與樹突細胞在體外培養，再將被活化的T細胞擴增後輸回體內。

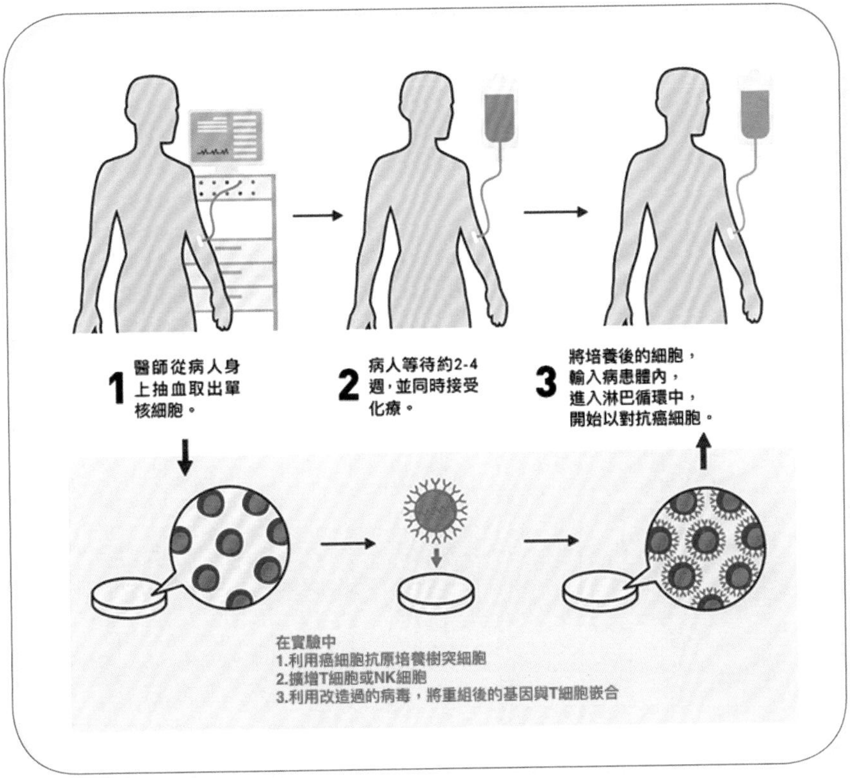

1 醫師從病人身上抽血取出單核細胞。
2 病人等待約2-4週，並同時接受化療。
3 將培養後的細胞，輸入病患體內，進入淋巴循環中，開始以對抗癌細胞。
在實驗中
1.利用癌細胞抗原培養樹突細胞
2.擴增T細胞或NK細胞
3.利用改造過的病毒，將重組後的基因與T細胞嵌合

圖 4-1　自體免疫細胞治療的流程

（出處：Kochenderfer et al, Nature Reviews Clinical Oncology 2013, 10, 267-276）

這種方式其實早在一九七〇年代細胞培養技術開始後，就已經有人開始嘗試，只不過早期技術尚不成熟，細胞擴增的品質與數量都很有限。二來，這樣的治療思維仍然是將重點放在免疫細胞的強化，卻未能解決免疫反應受到癌細胞抑制的困境，因此，細胞療法過去並不被看好，也一直未被納入癌症常規的治療選項中。

免疫檢查點抑制劑問世後，讓大家了解到癌細胞抑制免疫系統的機制，並成功找出解開鎖鏈的方式，也使得細胞治療又再度受到醫學界的重視。畢竟要讓免疫大軍一舉消滅癌細胞，除了讓免疫系統能成功出兵，也得要有充足且精實的兵力。對免疫能力較弱的患者來說，若能同時大量補充具有活力的免疫細胞，自然有助加強對抗癌細胞的能力。

> 免疫檢查點抑制劑讓免疫大軍能成功出兵，但也需要有雄厚的兵力才能戰勝癌症。

而隨著細胞培養技術愈來愈成熟，現在要在實驗室中擴增出幾十億、甚至上百億的細胞已非難事，這些擴增細胞的純度也幾乎可達八成，甚至九成以上，大幅提升了細胞治療的效益。

五、六年前開始，也出現以基因工程改造T細胞的「CAR-T療法」，對於血液性的癌症（如B細胞淋巴癌及淋巴瘤）以可看到顯著的治療效果（說明1）。其他的研究也發現，細胞療法的介入可提高腫瘤對免疫檢查點抑制劑的反應率。

從這些進展中可預見，免疫細胞療法在接下來的癌症治療中將會愈來愈普遍，並與不同的治療方法合併使用。

免疫細胞治療起步中，傳統治療仍然重要

只是要特別提醒的是，免疫細胞療法的研究仍在起步中，現有的成功案例

多為個案【註1】，目前還無法明確地指出這類治療究竟能帶來多少的療效。因此，現階段我們還是建議病患應先接受手術、放、化療等標準治療，待其他方式都無效後，才考慮嘗試細胞治療。

尤其愈來愈多研究也發現，傳統的放、化療在免疫機制中其實扮演著很重要的角色，兩者合併使用，「聯手攻擊」，有助提高治癌的效果。（圖4-2）。這是因為放、化療後會引起癌細胞凋零，在裂解過程中釋放出更多腫瘤抗原，進而成為免疫細胞辨識癌細胞的重要訊息，使T細胞對癌細胞的偵測與消滅更為敏感。

【註1】

免疫細胞療法在研究設計上的難度，其實也是造成相關研究進行緩慢的原因之一。因為自體細胞療法使用的是患者自身的細胞，且細胞培養過程會因患者自身情況而異，在研究設計上不易控制單一變項，也不像藥物試驗容易標準化劑量。目前除了日本以外，幾乎少有系統性的研究報告。

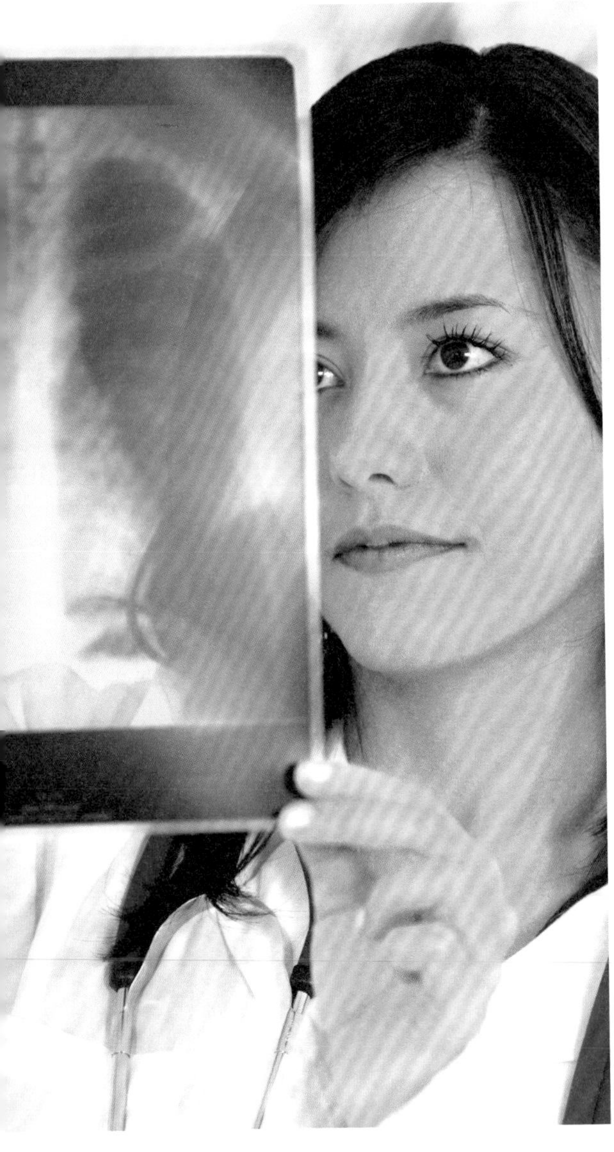

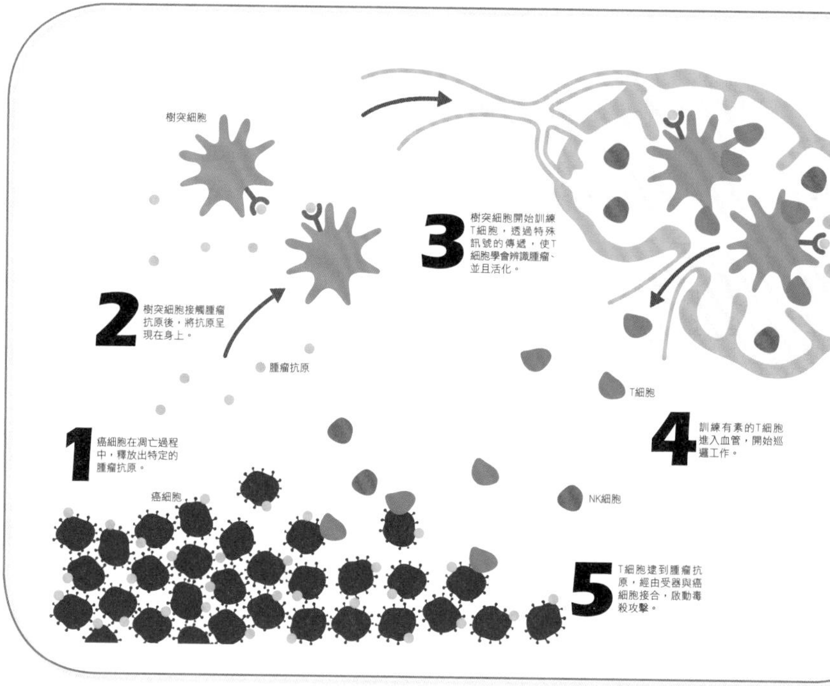

圖 4-2
放、化療在免疫治療中的意義

過去，國內尚未開放細胞治療，大多數的病友都是到日本、中國或澳洲接受治療，費用從數十萬到百萬都有。這中間也不乏有一些業者，看準病友尋求一線生機的渴望，誇大細胞治療的效果來抬高收費，或打著細胞治療名目，實際上卻只是替患者抽血後再輸回體內。

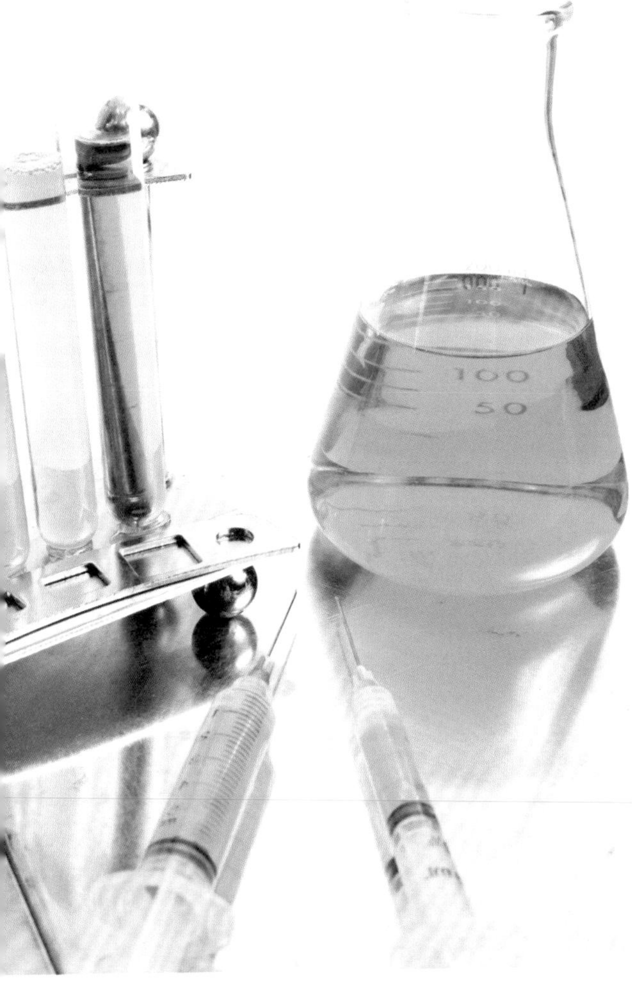

今年九月開始，衛福部正式訂定相關規範做管理，並開放醫療機構可提案申請施作，對象限於「血液惡性腫瘤經標準治療無效」、「第一至第三期實體癌，經標準治療無效」以及「實體癌第四期」的病患。但病患仍必須自行負擔治療成本，每次的價格可能會落在十五至三十萬元左右（說明2）。

雖然比起過去遠渡重洋求醫，患者在台灣治療，確實可省下食宿、翻譯等費用，但其實這樣的費用也不便宜，對大部分民眾仍是一筆負擔。因此，患者在考慮接受治療之前，還是應該跟醫療團隊謹慎討論。

免疫細胞療法的蓬勃發展，為癌症治療又寫下了一頁新的篇章，未來病友可選擇的治療方式勢必更多元也更加個人化。身為醫師，我們也會與病友一同努力，積極突破癌症治療瓶頸，使更多病友能從這些研究成果中受益。

說明 I

CAR-T 治療適用於血液型癌症

現在也有另一種稱為「嵌合抗原受體T細胞療法」的細胞治療，簡稱為「CAR-T（chimeric antigen receptor- T cell）治療」。這種治療利用基因工程技術，直接將特定的癌症抗原（以及一些可活化免疫反應的訊號）植入T細胞中，使T細胞能夠更快速識別出癌細胞，並加以消滅。目前在治療血液、淋巴性的癌症上可以看到顯著的治療成效【註2】，甚至有些患者已存活超過四、五年。

不過，這種方式並不適用於實體癌。這是因為CAR-T的改造技術每次只能嵌合單一種抗原，但像是肺癌、肝癌等實體腫瘤，癌細胞上的抗原種類非常多，不可能將所有抗原表現都植入T細胞中。所以，只能用在像是血癌、淋巴癌這類以CD19抗原表現為主的血液性癌症上。

此外，治療過程中患者也會出現很激烈的免疫反應，包括可能危及生命的發炎、發燒、低血壓或呼吸衰竭，嚴重時甚至導致死亡。因此治療過程有一定的風險，須由醫護團隊全程監控照護。

未來國內也可以引進CAR-T治療，但現在治療費用比起免疫檢查點抑制劑、細胞療法更高，一次療程需要將近四十多萬美金。

【註2】

此類癌症包括B細胞急性淋巴性白血病、B細胞慢性淋巴性白血病、多形性膠質母細胞瘤、B細胞淋巴癌、多發性骨髓瘤、急性骨髓性白血病、急性淋巴性白血病、急性骨髓性白血病等。

說明 2

哪些醫院可以做免疫細胞治療？

今年九月，衛福部正式通過「特定醫療技術檢查檢驗醫療儀器施行或使用管理辦法」，今後，國內的醫療機構只要經過專責醫師提出臨床應用申請、附上完整治療計劃，並在具有合格培養、擴增細胞設備的GTP（符合人體細胞組織優良操作規範）實驗室中進行，就可以合法為病患施行免疫細胞治療。而實施機構每年也要提報治療的有效性及安全性，並在三年內加以重新評估。

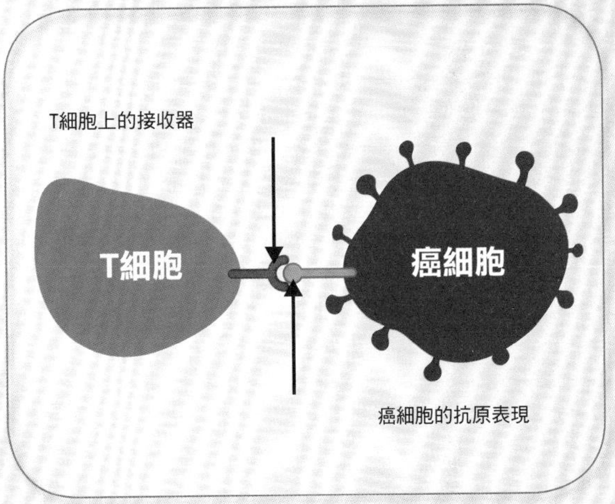
T細胞上的接收器
T細胞
癌細胞
癌細胞的抗原表現

圖 4-3
嵌合抗原受體 T 細胞療法，直接將表現在癌細胞上的抗原嵌合在 T 細胞的接受器上。

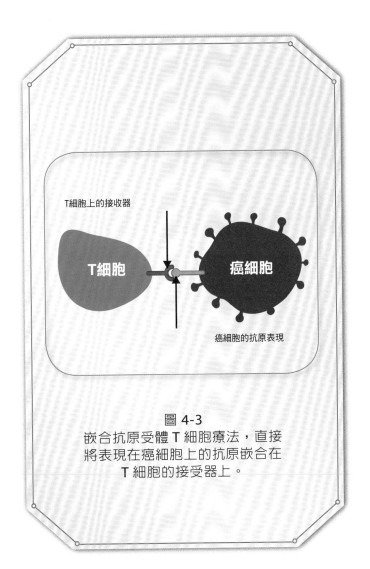

Part 5

〔問答篇〕免疫治療的Q&A

專家諮詢／賴基銘、張文震 醫師

一、治療療程要多久才知道效果？

目前國內已經核准上市的免疫檢查點抑制劑分為兩種，一種為抗CTLA-4，一種為抗PD-1，都是透過靜脈注射給藥。不管哪一種，在進行治療之前，為評估療效，醫師大部分都會先替病患進行電腦斷層檢查，確認腫瘤位置與大小後，再依照病患體重計算劑量：

抗CTLA-4（YERVOY）：每公斤體重三毫克，每三週一次，共治療四次。

抗PD-1：（KEYTRUDA）：每公斤體重兩毫克，每三週一次，直到疾病有惡化或出現無法接受的毒性反應為止。

抗PD-1：（OPDIVO）：每公斤體重三毫克，每兩週一次，直到疾病有惡化或出現無法接受的毒性反應為止。

抗PD-L1每三週一次，直到疾病有惡化或出現無法接受的毒性反應為止。

如果一個療程以上（最好評估的時間是四個療程後），發現腫瘤毫無縮小甚至惡化、臨床症狀沒有改善，而患者又有經濟壓力，或許就可以選擇停止治療。如果腫瘤維持穩定，但相關的症狀有所改善，不妨再試第二次的四個療程（約再二到三個月）再做觀察。

但如果經濟能力許可，因仍有少部分患者需要較長的時間（約六個月到一年）才看得出治療效果，仍建議至少使用一年後再做決定。

至於要打多久才有效？打到何時才停止？除了抗CTLA-4藥物建議最長使用兩年，其他類型則可以一直使用（一般兩年後應再做評估），直到疾病惡化為止。

二、免疫治療最常見的副作用是甚麼？

免疫治療能夠重新活化免疫系統，使免疫細胞能有力地攻擊癌細胞，但是在這個過程中，如果免疫反應太過強烈，也可能因此攻擊到身體正常的細胞，引起發炎、發燒、腹瀉及器官衰竭等。

這些因治療產生的自體免疫反應，在全身上下不同器官都有可能出現，其中又以皮疹、皮膚癢最為常見，其次則是腸胃道的發炎、腹瀉，少數出現自體免疫疾病相關的症狀，包括肝炎、腎炎、肺炎、心肌炎及關節炎等。不過，患者也不用太緊張，因為這些症狀的發生機率並不高，且大部分的症狀並不嚴重，只要對可能的症狀提高警覺，及時尋求醫療團隊的協助，幾乎都能靠即時的處置與藥物來控制。

治療前，患者需進行包括抽血、驗尿與相關影像檢查等檢測，確保內分泌（腦下垂體功能、腎上腺、甲狀腺）以及肝腎肺功能等是否正常，以及能否承擔治療後所出現的免疫反應。

治療過程後，也應每三個月持續監測相關數值，觀察患者是否出現異常變化。（圖5-1）

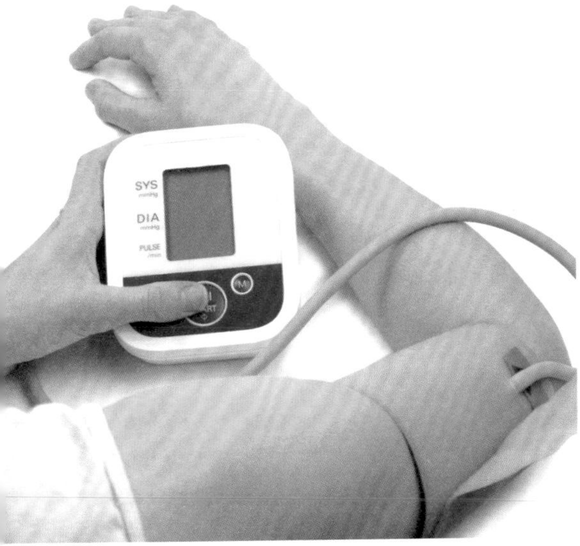

三、什麼樣的情形無法接受免疫治療？

由於免疫治療的原理是重新活化患者自身的免疫能力，若病患本身具有自體免疫相關的疾病，如紅斑性狼瘡、乾癬、類風濕性關節炎等，醫師通常比較不建議使用免疫治療。

因為這類患者的免疫反應無法進行良好的調控平衡，往往使得免疫細胞反過來攻擊自身的正常細胞，一旦接受免疫治療，可能會出現更強烈的免疫

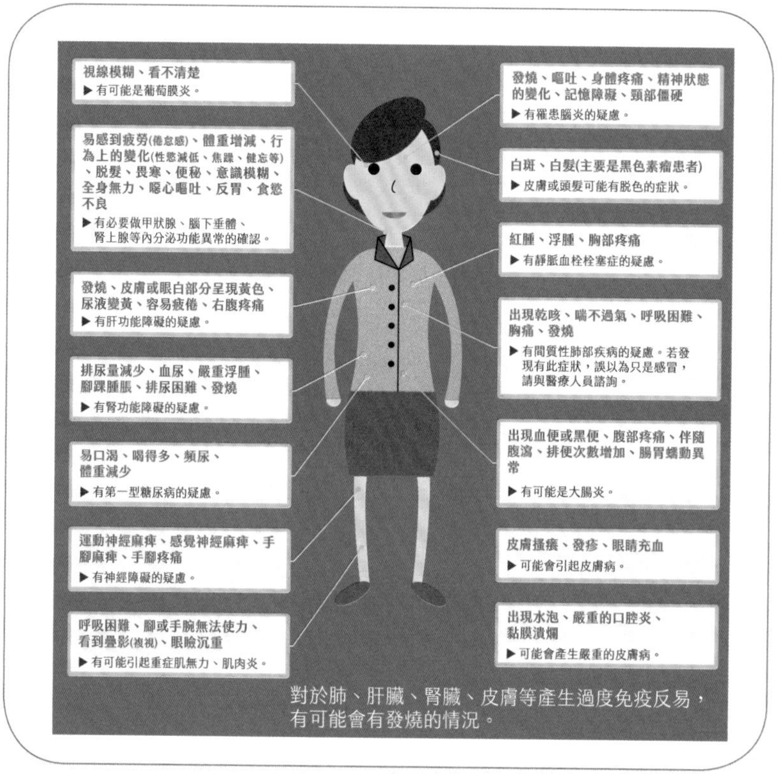

視線模糊、看不清楚
▶ 有可能是葡萄膜炎。
易感到疲勞(倦怠感)、體重增減、行為上的變化(性慾減低、焦躁、健忘等)、脫髮、畏寒、便秘、意識模糊、全身無力、噁心嘔吐、反胃、食慾不良
▶ 有必要做甲狀腺、腦下垂體、腎上腺等內分泌功能異常的確認。
發燒、皮膚或眼白部分呈現黃色、尿液變黃、容易疲倦、右腹疼痛
▶ 有肝功能障礙的疑慮。
排尿量減少、血尿、嚴重浮腫、腳踝腫脹、排尿困難、發燒
▶ 有腎功能障礙的疑慮。
易口渴、喝得多、頻尿、體重減少
▶ 有第一型糖尿病的疑慮。
運動神經麻痺、感覺神經麻痺、手腳麻痺、手腳疼痛
▶ 有神經障礙的疑慮。
呼吸困難、腳或手腕無法使力、看到疊影(複視)、眼瞼沉重
▶ 有可能引起重症肌無力、肌肉炎。
發燒、嘔吐、身體疼痛、精神狀態的變化、記憶障礙、頸部僵硬
▶ 有罹患腦炎的疑慮。
白斑、白髮(主要是黑色素瘤患者)
▶ 皮膚或頭髮可能有脫色的症狀。
紅腫、浮腫、胸部疼痛
▶ 有靜脈血栓栓塞症的疑慮。
出現乾咳、喘不過氣、呼吸困難、胸痛、發燒
▶ 有間質性肺部疾病的疑慮。若發現有此症狀，誤以為只是感冒，請與醫療人員諮詢。
出現血便或黑便、腹部疼痛、伴隨腹瀉、排便次數增加、腸胃蠕動異常
▶ 有可能是大腸炎。
皮膚搔癢、發疹、眼睛充血
▶ 可能會引起皮膚病。
出現水泡、嚴重的口腔炎、黏膜潰爛
▶ 可能會產生嚴重的皮膚病。
對於肺、肝臟、腎臟、皮膚等產生過度免疫反易，有可能會有發燒的情況。

圖 5-1 這些症狀都可能是免疫治療後引起的副作用

反應，導致較高的風險。

此外，像是曾經罹患間質性肺部疾病、嚴重慢性胃腸道疾病（如潰瘍性大腸炎）或服用高類固醇的患者（如接受過器官移植的病患），醫師通常也不建議使用免疫治療。

但如果真的非不得已需要使用，則必須確保治療過程中有完整的內科醫師團隊照護。

不過隨著免疫治療相關經驗不斷累積，未來這類特殊的病患將愈來愈有機會受益於免疫治療。最近國內就有一名曾接受腎臟移植的膀胱癌病患，因為手術、化療都失敗，決定再嘗試免疫治療。醫生原本擔心他長期服用抗排斥藥，一旦再去強化免疫反應，移植的腎臟可能有被攻擊破壞之虞，不過後來這位病人的腫瘤成功消失，腎臟功能也沒有受到影響。

可見人體的免疫反應機制比我們想得更為靈敏、複雜，如何從各種外力與自身的免疫能力中取得平衡，將是未來我們需要持續去探索的方向。

四、乳癌、大腸癌適合用免疫治療嗎？

目前看起來，免疫治療用在乳癌與大腸癌的治療上，確實效果較不顯著。主要的原因尚不清楚，但可能跟腫瘤基因突變量以及其蛋白質的表現有關。

不過，在大腸癌中，有一種「家族遺傳性大腸癌」（又稱遺傳性非瘜肉症大腸直腸癌）目前似乎對免疫治療的反應還不錯。這種癌症是由於基因中的某些缺陷，導致DNA複製時產生了很微細的配對錯誤，因而導致癌症的發生。由於這種癌症的腫瘤細胞不穩定性也高，被認為比較可能表現出特異性的腫瘤抗原，使免疫細胞較能加以辨識、攻擊。

此外，今年歐洲腫瘤醫學會上一項最新的研究也發現，佔乳癌五分之一、侵襲力高的「三陰性乳癌」對於免疫治療的反應似乎不錯。此項試驗針對未曾接受過治療的晚期三陰性乳癌患者，分別給予標準化療以及免疫治療合併化療，結果發現將免疫治療搭配化療後，可有效延長病患的存活期。而若是癌細胞PD-L1為陽性的患者，死亡率更可以降低百分之三十八。

五、化學治療、放射治療或標靶治療可以與免疫治療一起做嗎？

可以的。而且研究發現，將免疫治療與傳統化療合併使用，整體療效會比單用其中一種方式來得高。

這是因為傳統治療在免疫系統對抗癌症的過程中，譬如：放、化療或標靶藥物治療後，會使對治療有反應的癌細胞開始凋零、死亡，進而釋放出許多癌症新抗原。而免疫系統在對抗癌細胞的過程中，正是要利用這些新、舊抗原的表達來活化、訓練T細胞。而從各種臨床研究（PART3）看來，免疫治療合併傳統治療，確實使得患者的存活率、腫瘤反應率有較好的表現。

因此，我們也才會說，未來癌症治療的趨勢必定朝向「多種治療併用」的方向發展。

六、沒做過化學治療或放射線治療，可以直接做免疫治療嗎？

雖然已經有越來越多研究開始將免疫治療提前至第一線治療，且看起來有些效果還不錯，但目前仍不建議病患直接將免疫治療放在第一線。畢竟免疫治療目前的費用仍然很昂貴，且在現有的研究中，最多只有兩到三成的病患可以看到成效，現在也還不清楚究竟哪些人對治療會有顯著的反應。因此，考量治療的成本效益，還是會建議病患先接受現有的標準治療，待無效或復發後，再考慮第二線接受免疫治療。此外，就如同前面所說，放、化療在免疫抗癌的機制中，仍扮演重要角色，合併使用也可提升治療成效，因此還是會建議病患優先接受傳統的放、化療或標靶治療。

七、如何提升免疫力預防癌症？

根據美國國家癌症研究院報告，癌症的發生約有百分之九十的因素與患者的生活習慣、飲食、環境有關，基因遺傳只佔了百分之十。也就是說，過去有些人認為「得癌症是天注定」其實是錯誤的觀念。先天罹癌風險高，假使能盡可能減少暴露在致癌環境中，也可助降低或延後癌症的發生。但如果罹癌風險低，後天卻做盡各種危害健康的事，最終癌症也會找上門。

免疫治療的觀念出現後，大家可能會開始好奇，有沒有什麼方式可以多做來「增強免疫力」？其實當我們了解免疫系統的運作後就會知道，「免疫力」其實是一個很複雜的機制，不只包括免疫細胞的數量、活性，還包括免疫反應的平衡，很難單靠做一件事就能預防癌症。

不過有不少研究已經證明某些生活型態容易導致癌症，雖然這些方式與免疫反應之間的關聯性還不清楚，但至少我們可先避開這些危險因子。

根據研究顯示，百分之六十至七十的癌症是可以預防的，其中百分之三十至四十靠飲食調整、運動及維持理想體重，百分之三十靠戒菸及避免二手菸害；因此可以遵循以下五個健康的生活型態：

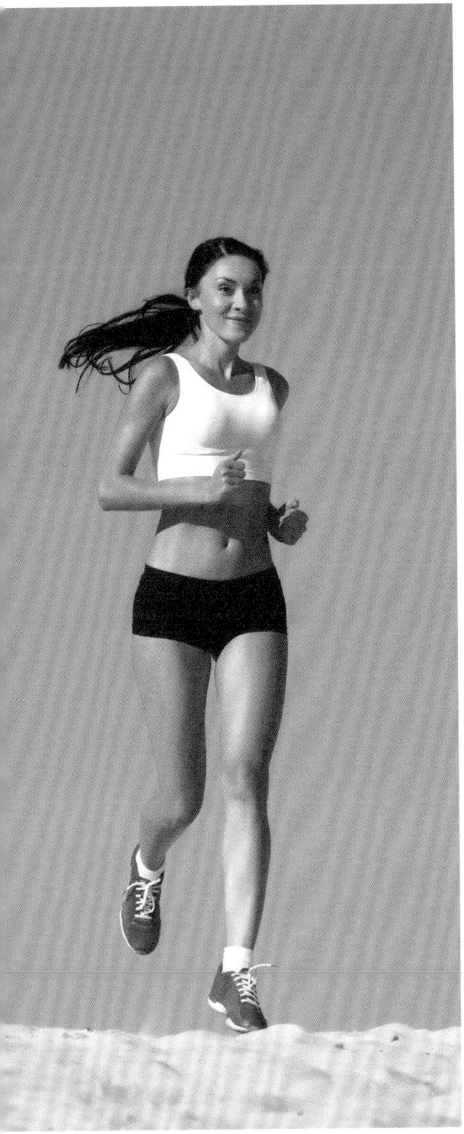

（一）、蔬果彩虹579

正確的飲食應該做到均衡攝取六大類食物，並把握「高纖、低脂、多蔬果」的觀念，遵循「蔬果彩虹579」原則，因蔬果中含有防癌、抗癌物質——「植化素」存在於五顏六色的蔬果中，除了攝取足夠份數的蔬果，還要搭配紅、橙、黃、綠、藍、紫、白不同顏色多樣化的攝食，以攝取不同功效的植化素，可以降低罹患癌症的發生機率，還可以預防文明病的發生。

	兒童5份	成年女性7份	成年男性9份
蔬菜	3	4	5
水果	2	3	4

*備註：

「一份」熟菜約以一般中式飯碗裝八分滿；水果約一個拳頭的大小。

此外，還應該減少攝取速食、高油脂、高澱粉或高糖的加工食品；限制紅肉及加工肉品的攝取；避免含糖飲料，多喝水或改喝無糖飲品；限制酒精攝取，最好不要飲酒，才能有效遠離癌症。

（二）、規律運動

每天三十分鐘以上的運動，幫助預防包括大腸癌、乳癌、子宮內膜癌、胰臟癌、腎臟癌的發生，避免缺乏運動所導致的體重過重、腰部肥胖增加罹癌風險；另外根據國衛院的研究指出，每天運動十五分鐘，可延長三年壽命，還可降低百分之十的癌症死亡風險。

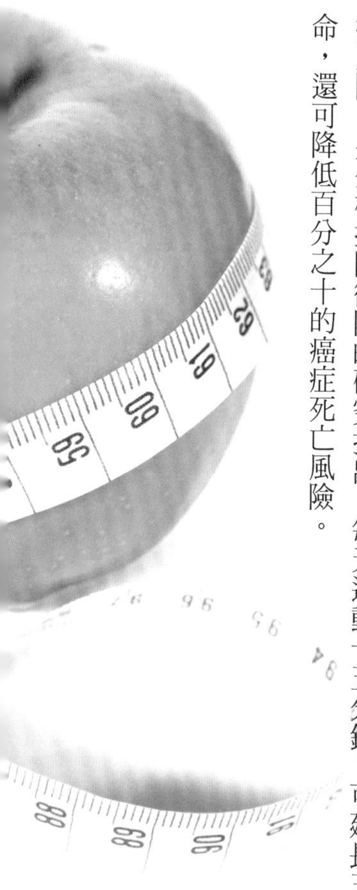

運動時搭配個人心跳數達到不一樣的運動效果，參考原則如下：

運動時維持的心跳數／每分鐘	目的
（220 －實際年齡）X 50 ~ 60 %	保持健康
（220 －實際年齡）X 60 ~ 70 %	體重控制
（220 －實際年齡）X 70 ~ 80 %	有氧訓練
（220 －實際年齡）X 80 ~100 %	競賽訓練

（三）、**體重控制**

肥胖是癌症的警訊，研究顯示，體重若超過個人理想體重的百分之四十，男性罹癌率將會增加百分之三十三，女性則增加百分之五十五的罹癌風險；另有研究指出，肥胖會導致多種癌症的發生，除了已知的大腸癌、乳癌等，國際癌症研究署（International Agency for Research on Cancer, IARC）更證實肥胖與甲狀腺癌、多發性骨髓瘤及腦膜瘤有關，因此建議維持健康體位，有助降低罹癌率：

‧控制身體質量指數（BMI）在十八點五至二十四間

‧男性腰圍以不超過九十公分、女性以不超過八十公分。

*備註：身體質量指數（BMI）＝體重（公斤）／身高²（公尺）

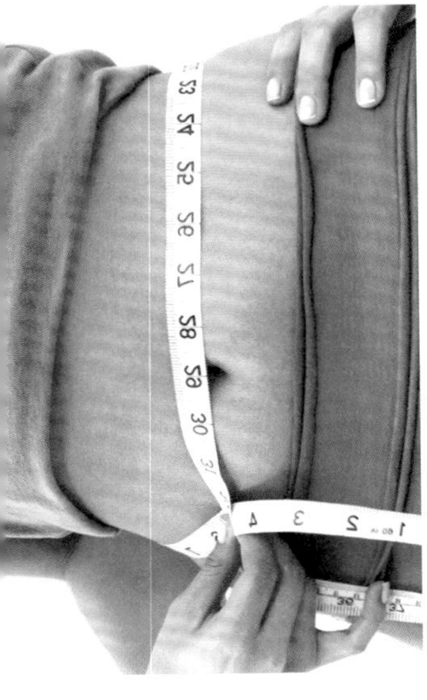

（四）、**遠離菸檳**

菸草中含有至少六十種已知的致癌物，吸菸是致癌的主因之一，癌症的死亡約有百分之三十和抽菸有關。不只是吸菸者本身有風險，二手菸對於健康的危害絕不亞於一手菸，是吸菸者邁向健康生活的第一步，而非吸菸者也一定要遠離二手菸。

嚼檳榔可能引發口腔、咽、喉與食道的癌症，別為了小小口慾，埋下致癌的因子。

（五）、定期篩檢

癌症若透過定期篩檢，早期發現、早期治療，其存活率相對提高，甚至有很多癌症是可以治癒的。

國健署提供四大癌症的免費篩檢，幫助國人早期發現癌前病變及癌症，國人應善加利用四癌症篩檢，資訊如下：

癌症種類	篩檢對象	篩檢方式	篩檢頻率
大腸癌	五十至七十四歲	糞便潛血免疫法檢查	兩年一次
口腔癌	三十歲以上吸菸或嚼檳榔民眾	口腔黏膜檢查	兩年一次
乳癌	·四十五至六十九歲女性 ·四十至四十四歲具乳癌家族史之高危險族群	乳房X光攝影	兩年一次
子宮頸癌	三十歲以上的婦女	子宮頸抹片檢查	每年一次

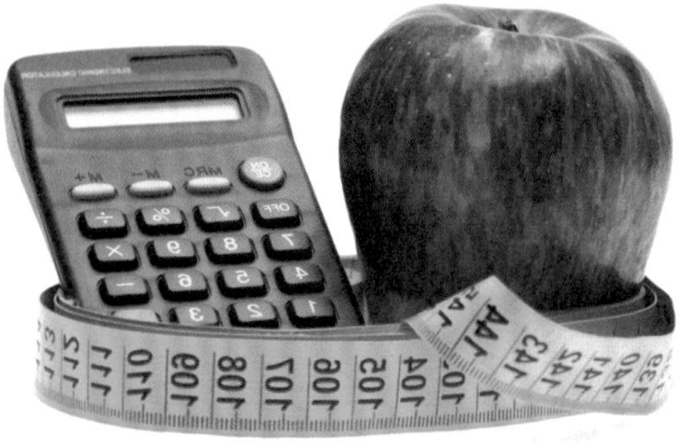

各界溫暖的祝福

彭汪嘉康——中央研究院院士／台灣癌症基金會副董事長

新的治療，新的希望。

簡文仁——中華肌內效協會理事長／國泰綜合醫院物理治療師

孩子變壞，是成長過程中教育調控出了問題，癌細胞也是。醫療不斷進步，現在可以從外在的免疫療法和內在的免疫調法，調整你的生活；調整你的心態，重新調教是抗癌的關鍵。

溫信學——臺灣師大社工所暨心輔所兼任助理教授／中華民國醫務社會工作協會常務監事

在正確治療資訊環境下，十位鬥士擁有超強度心理韌性，克服癌病傷痛，病後熱忱投入公益服務，這份愛的力量與勇氣，令人心疼、感動與敬佩。

蕭艷秋——博思智庫股份有限公司社長

每一位鬥士堅韌勇敢走過抗癌的歲月，積極投入公益活動，期待將他們的故事化為文字延續下去，信念永傳，讓陷入低潮的人們獲得更多正面力量。

蔡惠芳——三軍總醫院安寧病房資深社工師／諮商心理師

生病也許打亂了人生的步調及願景，但在決定重新出發的那一刻，我們就要以鬥士的姿態出征，活出蛻變後的自己！

郭俊開——台灣癌症基金會第二屆抗癌鬥士

人生是一條脈脈流淌的河，在流動中，會遇到河床高低變化，或卵石的阻擋，形成浪花飛濺，甚至產生急流、跌水或瀑布，這種聽覺及視覺的變化，加強森林風景的深度及層次感。而卵石看起來就像癌細胞，讓我們重生，看見繽紛多彩的生命。

邱容月——台安醫院化療室護理師

只要有心，過得自在又精彩。

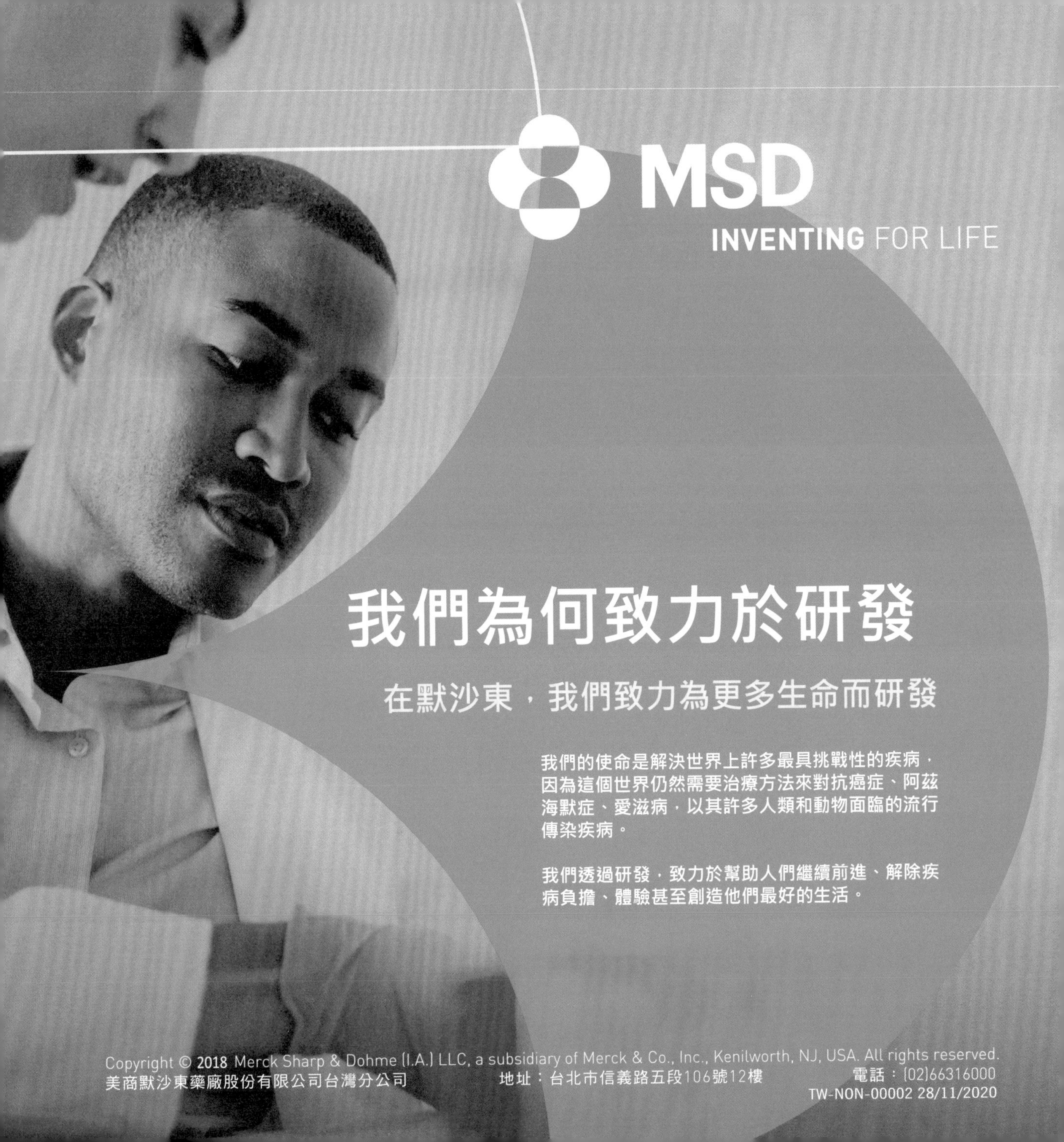
MSD
INVENTING FOR LIFE
我們為何致力於研發
在默沙東，我們致力為更多生命而研發
我們的使命是解決世界上許多最具挑戰性的疾病，因為這個世界仍然需要治療方法來對抗癌症、阿茲海默症、愛滋病，以其許多人類和動物面臨的流行傳染疾病。
我們透過研發，致力於幫助人們繼續前進、解除疾病負擔、體驗甚至創造他們最好的生活。
Copyright © 2018 Merck Sharp & Dohme (I.A.) LLC, a subsidiary of Merck & Co., Inc., Kenilworth, NJ, USA. All rights reserved.
美商默沙東藥廠股份有限公司台灣分公司
地址：台北市信義路五段106號12樓
電話：(02)66316000
TW-NON-00002 28/11/2020

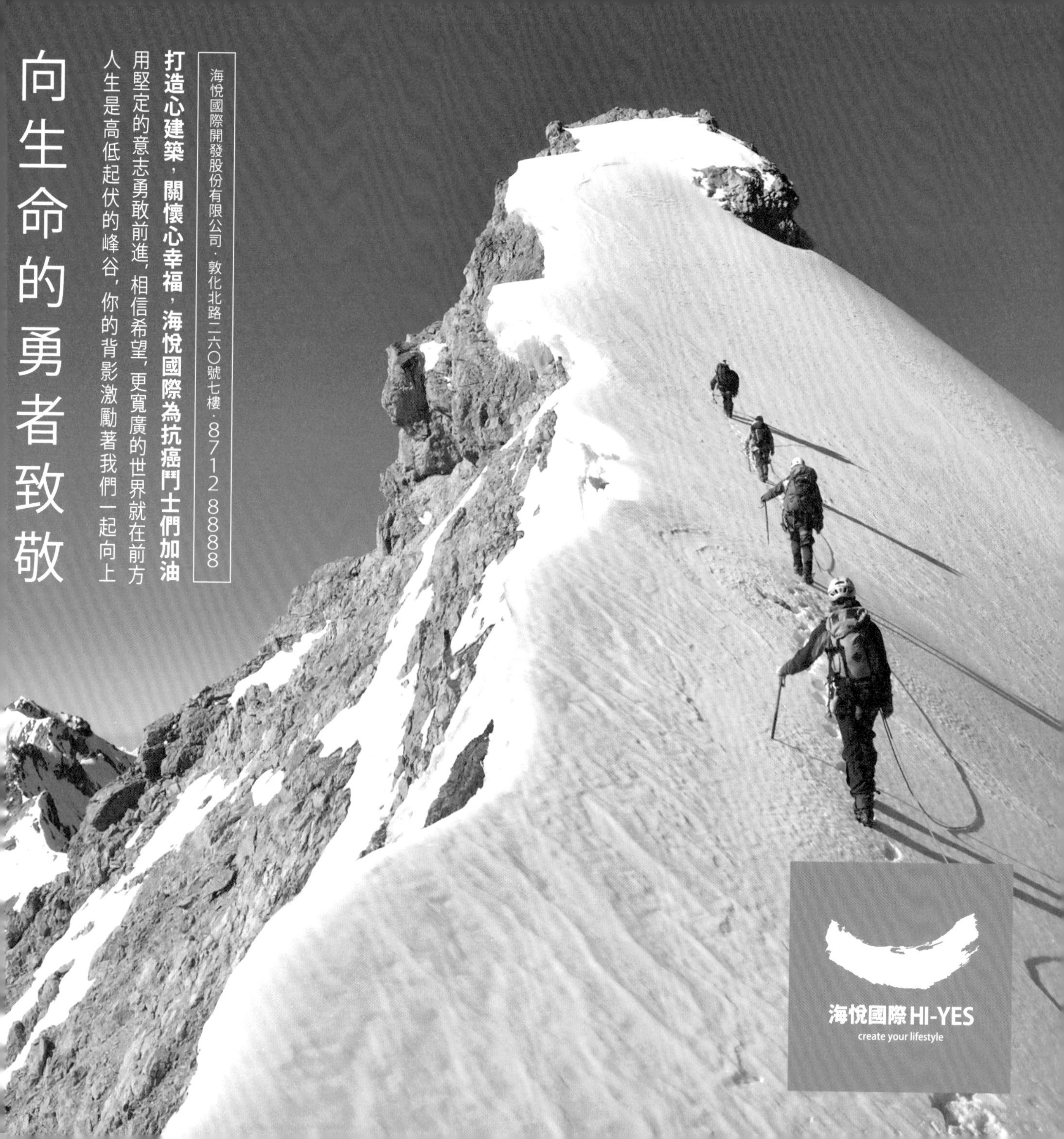
海悅國際開發股份有限公司．敦化北路二六〇號七樓．8712 8888
打造心建築，關懷心幸福，海悅國際為抗癌鬥士們加油
用堅定的意志勇敢前進，相信希望，更寬廣的世界就在前方
人生是高低起伏的峰谷，你的背影激勵著我們一起向上
向生命的勇者致敬
海悅國際HI-YES
create your lifestyle

AMGEN BIOSIMILARS

UNLOCKING THE POTENTIAL OF BIOLOGY FOR PATIENTS

AMGEN

SC-TWN-CP-00012-Sep 2018

04 遠離菸檳

癌癌症的死亡近30%與抽菸有關；檳榔也會導致口腔、食道及咽喉癌喔！

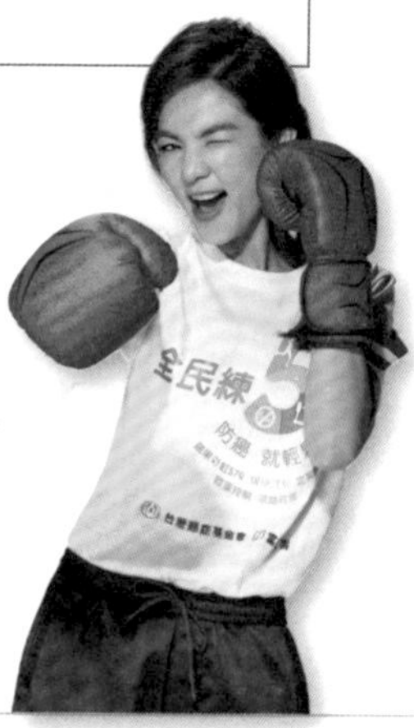

勇敢給菸檳一個重擊，Go away！

05 定期篩檢

檢方式	篩檢頻率
便潛血免法檢查	2年1次
腔黏膜查	2年1次
房X光影	2年1次
頸抹片查	每年1次

癌症若透過定期篩檢，早期發現、治療，其存活率相對提高，甚至有很多癌症是可以治癒的。目前政府提供國內常見四大癌症的免費篩檢，民眾應善加利用，以確保自己的健康。

亮出自己的健康牌，你做了嗎？

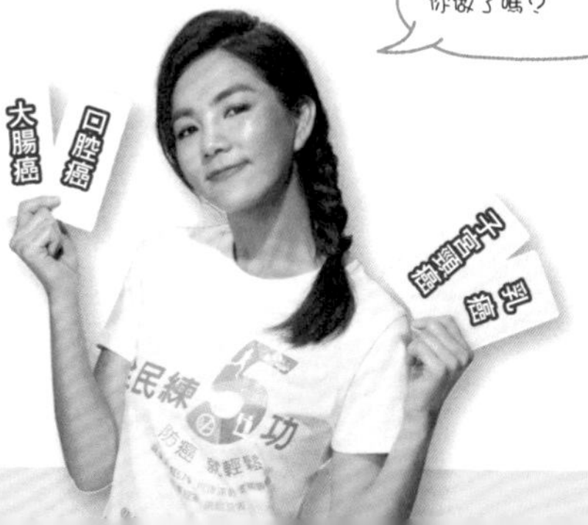
大腸癌
口腔癌
子宮頸癌
乳癌

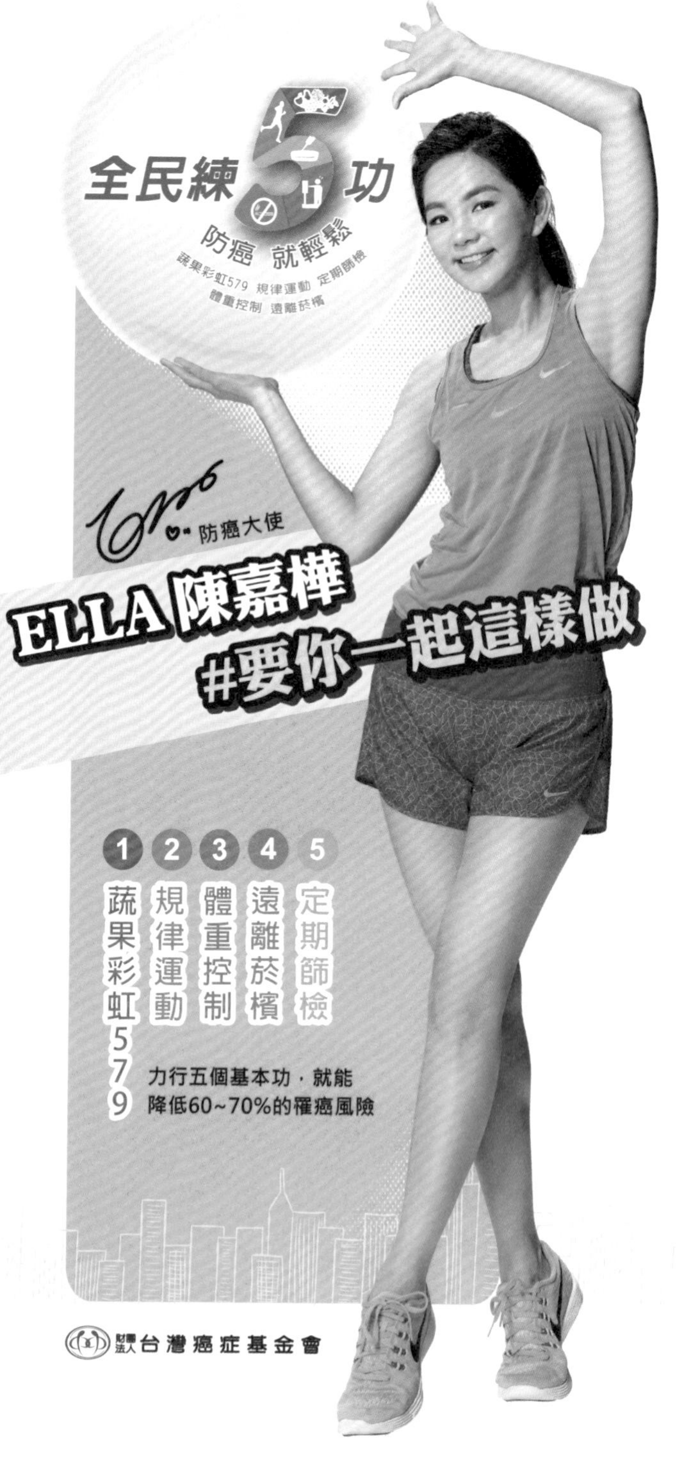
全民練5功
防癌 就輕鬆
蔬果彩虹579 規律運動 定期篩檢
體重控制 遠離菸檳
防癌大使
ELLA陳嘉樺
#要你一起這樣做
1 蔬果彩虹579
2 規律運動
3 體重控制
4 遠離菸檳
5 定期篩檢
力行五個基本功，就能
降低60~70%的罹癌風險
財團法人台灣癌症基金會

01 蔬果彩虹579

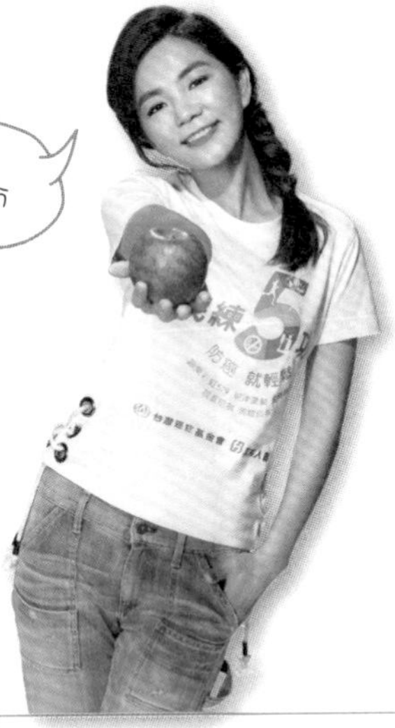

吃對蔬果，
健康100分

彩虹蔬果中的植化素可以預防癌症，每天應攝取足夠的蔬果，就能輕鬆降低癌症發生機率！

	兒童5份	成年女性7份	成年男性9份
蔬菜	3	4	5
水果	2	3	4

02 規律運動

每天運動30分鐘以上，有效降低罹癌風險，還可以延長壽命，透過運動不但可以控制體重，更能維持健康體態。

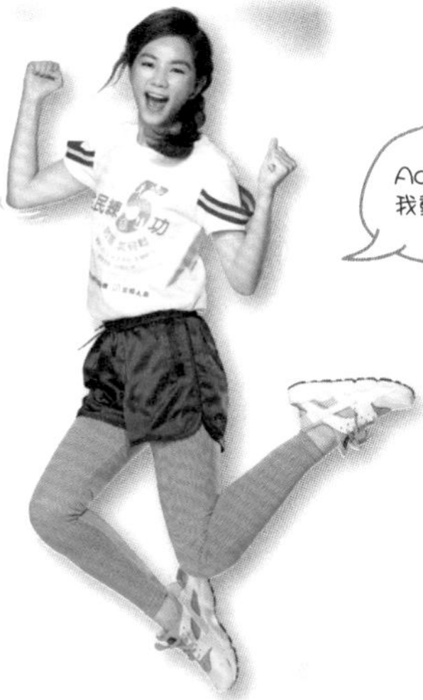

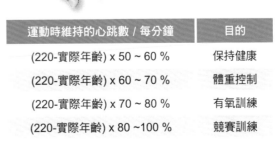

Action go！
我動，所以我存在

運動時維持的心跳數 / 每分鐘	目的
(220-實際年齡) x 50 ~ 60 %	保持健康
(220-實際年齡) x 60 ~ 70 %	體重控制
(220-實際年齡) x 70 ~ 80 %	有氧訓練
(220-實際年齡) x 80 ~100 %	競賽訓練

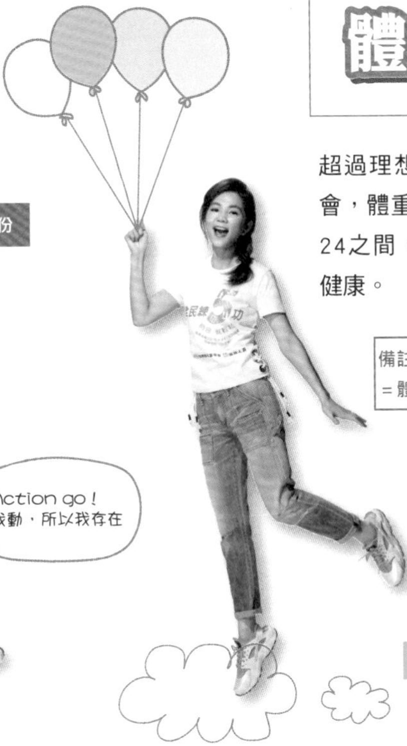

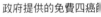

重要的事講三遍
「不過重、不過重、
不過重」

03 體重控制

超過理想體重將增加罹癌的
會，體重必須控制在BMI18.5
24之間，控制腰圍，掌握你
健康。

備註：身體質量指數（BMI
=體重（公斤）/ 身高^2（公尺

政府提供的免費四癌篩

癌症種類	篩檢對
大腸癌	50-74
口腔癌	30歲以上 菸或嚼檳 民眾
乳癌	•45-6 女性 •40-4 具乳癌 族史之 危險族
子宮頸癌	30歲以上 婦女

獎助學金暨學術研究

- 自 90 學年度至 97 學年度，共頒發八屆博士、碩士論文獎學金，獲獎人數 127 名。
- 於 93 年投注輔大經濟系「勇源國際貨幣實驗室」籌設經費，並持續投注實驗室運作經費。
- 自 95 年起，持續贊助國內 5 所大學大學生清寒生活補助金，目前共有 123 名學生獲得獎助。
- 自 98 學年度起，獎助成績優異之博士研究生，共有 14 名學生獲得獎助。
- 自 102 學年度起，獎助優秀之台大社科院碩士生至東京大學交換研修一年，目前共有 14 名學生獲得獎助。

社會關懷與急難救助

- 自 93 年起，持續與財團法人萬海航運社會福利慈善基金會合辦慈善音樂會。
- 自 94 年起，持續捐助澎湖縣國中小清寒兒童午餐經費。
- 自 96 年起持續贊助財團法人台灣癌症基金會『抗癌鬥士選拔』活動經費。亦長期支持兒童肝膽疾病防治基金會、育成社會福利基金會；並經常性的贊助罕見疾病基金會、唐氏症基金會、台灣乳房重建協會等。
- 自 99 年起，持續辦理「偏鄉學童暑期閱讀寫作活動」，並累計近 3 千人次學童參與。
- 自 100 年起，持續與中華民國腦性麻痺協會合辦地板滾球運動會。

社會、文化、藝術及體育推廣

- 自 93 年起，與臺灣芯福里情緒教育推廣協會合作，持續投入推展國小三到六年級學童的 EQ 教育；目前服務志工人數逾萬人，受惠學童人數已累計 40 萬名。
- 自 93 年起持續贊助由黃泰吉教練領軍的南投縣空手道隊之訓練經費。
- 自 96 年起與教育部中部辦公室、全國高級中學圖書館輔導團、博客來網路書店合作推展高中職青少年閱讀推廣計畫。
- 自 97 年起，持續邀請偏鄉學童暨弱勢團體免費觀賞國際級藝文展覽，並邀請孩童至五股準園生態農莊進行自然生態體驗；目前已累計邀請 3,000 人次觀展及 2,000 人次至準園生態莊園農體驗自然生態。
- 自 97 年起，持續贊助教育部數位學伴－偏鄉中小學遠距課業輔導計劃。
- 自 97 年起，長期贊助國內外優秀樂團，如亞洲青年管絃樂團、國家交響樂團、台灣純弦、台灣國樂團的演出。
- 自 99 年起，持續與印刻文學生活誌共同主辦「全國台灣文學營」。
- 自 101 年起，持續與聯合文學共同主辦「全國台灣文學巡禮」講座。
- 自 99 年起，持續贊助中華民國羽球協會推展羽球活動暨舉辦國際賽事，並長期支持國內優秀羽球選手在國際賽事為國爭光。

勇源基金會
CHEN-YUNG FOUNDATION

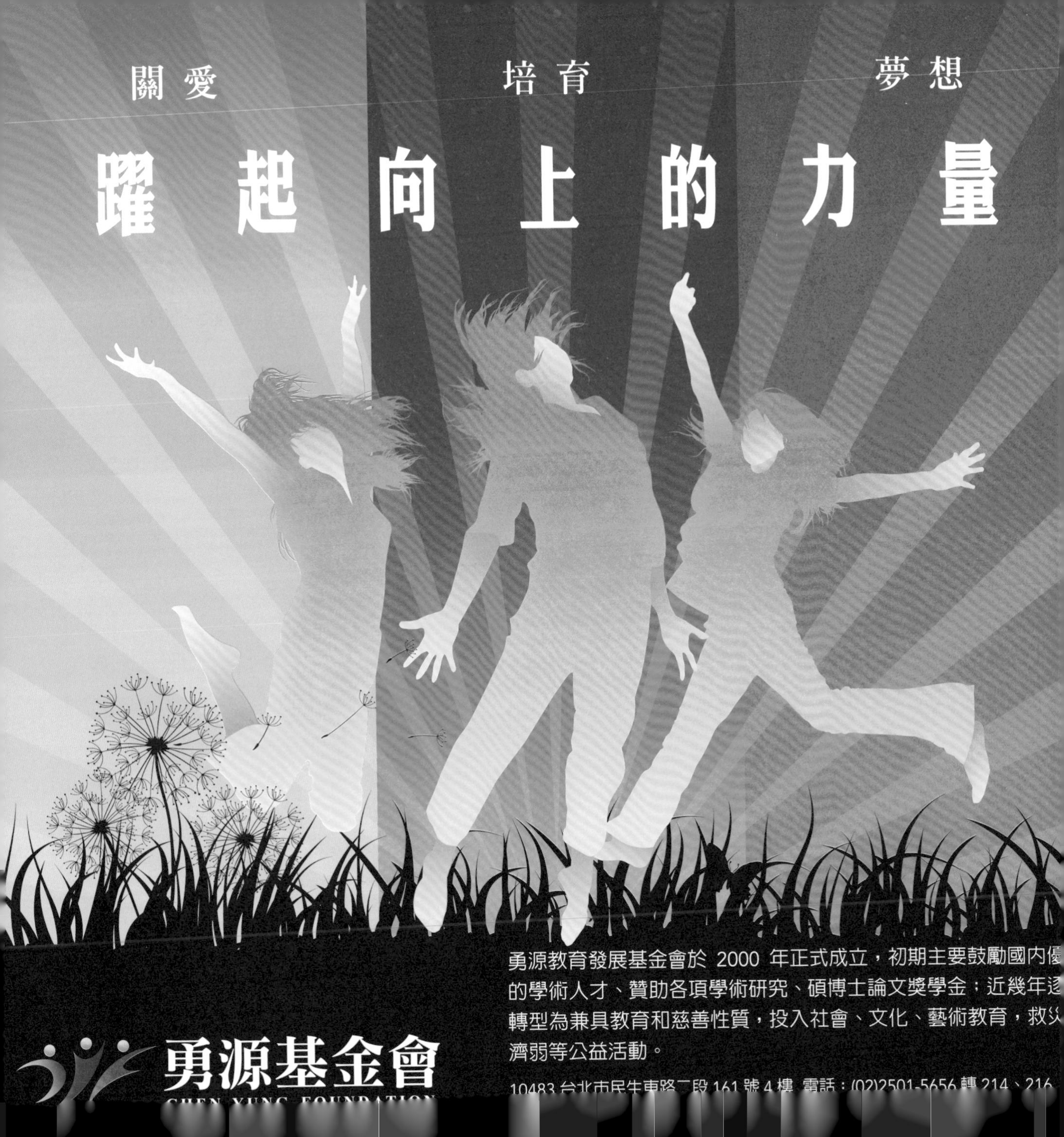

關愛
培育
夢想
躍起向上的力量
勇源教育發展基金會於 2000 年正式成立，初期主要鼓勵國內優
的學術人才、贊助各項學術研究、碩博士論文獎學金；近幾年逐
轉型為兼具教育和慈善性質，投入社會、文化、藝術教育，救災
濟弱等公益活動。
勇源基金會
10483 台北市民生東路二段 161 號 4 樓 電話：(02)2501-5656 轉 214、216

「癌」伸服務

2007年 北部總會癌友關懷教育中心
2010年 南部分會癌友關懷教育中心
與全國61家醫院資源連結，
將服務與關懷觸角延伸至各地

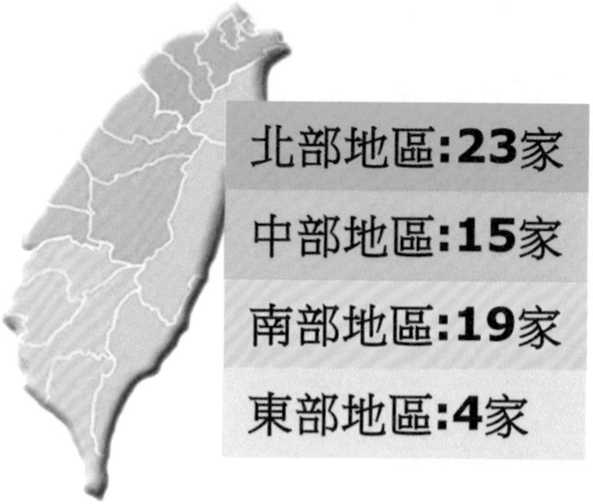
北部地區:23家
中部地區:15家
南部地區:19家
東部地區:4家

弱勢癌症家庭需要您伸出援手 一起救救(1799)

信用卡捐款單

填寫信用卡授權書 回傳(02)87879222 並來電(02)87879907分機211 確認

姓名/公司：＿＿＿＿＿＿＿＿

電話：公（　）＿＿＿＿　宅（　）＿＿＿＿　傳真（　）＿＿＿＿

地址：□□□＿＿＿＿＿＿＿＿

信用卡別：□VISA □MASTER □JCB □聯合信用卡　信用卡有效日期：＿＿月＿＿年

發卡銀行：＿＿＿＿＿＿＿＿　授權號碼：＿＿＿＿＿＿＿＿(無需填寫)

信用卡卡號：＿＿＿＿＿＿＿＿　持卡人簽名：＿＿＿＿＿＿＿＿（需同信用卡簽名）

定期捐款：□月捐300元 □月捐500元 □月捐1000元 □月捐＿＿＿＿元

單次捐款：＿＿＿＿元

郵政劃撥　捐款劃撥帳號：**19096916**　戶名：**財團法人台灣癌症基金會**

謝謝您的愛心！(將開立捐款收據・得以抵稅)

電子發票捐贈好容易，只要您於開立電子發票之店家
口說愛心碼1799，店家就會將您的發票捐贈台灣癌症基金會！

博思智庫股份有限公司
博思智庫粉絲團 Facebook.com/broadthinktank

GOAL 26

從零重生

抗癌鬥士的蛻變之旅，免疫療法抗癌新曙光

國家圖書館出版品預行編目資料

從零重生：抗癌鬥士的蛻變之旅，免疫療法抗癌新曙光 / 財團法人台灣癌症基金會編著 . -- 第一版 . -- 臺北市：博思智庫，民 108.01
面；公分
ISBN 978-986-97085-1-7（平裝）
1. 癌症 2. 病人 3. 通俗作品

417.8 107019432

發行單位 財團法人台灣癌症基金會
總召集人 彭汪嘉康
總 編 輯 賴基銘｜蔡麗娟
專案企劃 馬吟津｜游懿群｜許琬柔
專家協力 賴基銘｜張家崙｜張文震｜陳明晃｜李崗遠｜蘇裕傑｜李揚成
文字協力 李佳欣｜唐紫羚
文字校對 游懿群｜許琬柔｜李佳欣

編　　著 財團法人台灣癌症基金會
主　　編 吳翔逸
執行編輯 陳映羽
專案編輯 千　樊
美術設計 蔡雅芬

發 行 人 黃輝煌
社　　長 蕭艷秋
財務顧問 蕭聰傑
出 版 者 博思智庫股份有限公司
財團法人台灣癌症基金會
地　　址 104 台北市中山區松江路 206 號 14 樓之 4
105 台北市松山區南京東路五段 16 號 5 樓之 2
電　　話 （02）25623277 ｜ （02）87879907
傳　　真 （02）25632892 ｜ （02）87879222

總 代 理 聯合發行股份有限公司
電　　話 （02）29178022
傳　　真 （02）29156275
印　　製 永光彩色印刷股份有限公司

第一版第一刷 中華民國 108 年 1 月

定價 280 元 ISBN 978-986-97085-1-7
◎本書部分經費由勞動部、教育部、衛生福利部國民健康署、客家委員會、衛生福利部社會及家庭署補助